Mosaik
bei GOLDMANN

Buch

Viele Beschwerden wie Hexenschuss, Nackenverspannungen oder chronische Kopfschmerzen lassen sich auf eine Fehlstellung der Wirbel zurückführen. Dieter Dorn hat eine neue, einfache Technik entwickelt, um weitgehend schmerzfrei verschobene Wirbel wieder in die richtige Position zu bringen. In Schritt-für-Schritt-Anleitungen lässt sich die Dorn-Methode erlernen und zur Eigen- und Fremdbehandlung problemlos und ohne Schmerzen anwenden.

Autorin

Sabine Knoll ist Ratgeberautorin und freie Journalistin im Bereich ganzheitliche Gesundheit. Sie leitet schamanische Schreibseminare und macht als Reiki-Meisterin auch Energie-Arbeit.
Dieter Dorn litt nach einer körperlichen Anstrengung unter einem Hexenschuss, den ein alter Mann aus einem Nachbardorf durch sanften Druck heilte. Dorn entwickelte diese Methode zu einer über die Landesgrenzen hinaus bekannten Wirbel- und Gelenktherapie weiter.

Sabine Knoll

Die
Dorn-Methode

Verblüffend einfache Selbsthilfe
gegen Rückenprobleme

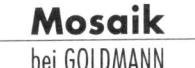
Mosaik
bei GOLDMANN

Wir danken den medizinischen Experten für ihre Unterstützung:
Dr. Peter Fritz, Facharzt für Orthopädie und Chirurgie,
Meppener Straße 22, D 49808 Lingen/Ems
Dr. Albrecht Bormann, Facharzt für Neurologie und
Psychiatrie/Psychotherapie, Oberarzt der Abteilung für Neurologie
der Paracelsus-Klinik in Zwickau
Dr. Verena Baustädter, Praktische Ärztin und Ärztin der
Traditionellen Chinesischen Medizin, Gründerin der »Wiener Schule
für Traditionelle Chinesische Medizin«, Wien

Umwelthinweis:
Alle bedruckten Materialien dieses Taschenbuches
sind chlorfrei und umweltschonend.

Originalausgabe Mai 2003
© 2003 Wilhelm Goldmann Verlag, München,
ein Unternehmen der Verlagsgruppe Random House GmbH
Umschlaggestaltung: Design Team München
Umschlagfoto: Zefa/Miles
Redaktion: Sybille Schlumpp
Illustrationen: Mascha Greune, München S. 62;
Falken Archiv, München S. 31, 36, 40, 42, 62
Fotos im Innenteil: Sabine Knoll
Übungsfotos Seite 112–131: Karl Newedel, München
Satz: Buch-Werkstatt, Bad Aibling
Druck: GGP Media, Pößneck
Verlagsnummer: 16543
Kö · Herstellung: Max Widmaier
Printed in Germany
ISBN 3-442-16543-1
www.goldmann-verlag.de

1 3 5 7 9 10 8 6 4 2

Inhalt

Vorwort von Johanna Paungger und Thomas Poppe

Was ist echter Fortschritt? Wir meinen: etwas, das uns alle ein Stück weiterbringt in Richtung Entfaltung, Selbstbestimmung, Unabhängigkeit. Etwas, das uns an die wirklich wichtigen Dinge im Leben erinnert – Miteinander, Freundschaft, Liebe.

Dieter Dorn hat genau so etwas entdeckt und uns allen damit ein großes Geschenk gemacht. Eine wunderbar einfache und für jedermann anwendbare Methode, den Körper gesund zu erhalten und zu heilen – im wahrsten Sinne des Wortes »mit wenigen Handgriffen«.

Dieter Dorns großer Verdienst ist auch, uns dieses Geschenk in einer Form zu überreichen, die es mühelos erlernbar und in den Alltag übertragbar macht. Wir haben es ausprobiert und die Erfahrung gemacht: Dieses Wissen ist eine große Bereicherung. Für uns, für Sie, für alle Menschen.

Gesundheit
Wirbel für Wirbel

Rückenschmerzen und Wirbelsäulenbeschwerden zählen zu den häufigsten Symptomen unserer »sitzenden Gesellschaft«. Um sie zu kurieren, entstanden im Lauf der Zeit etliche Methoden, darunter auch die Dorn-Methode. Dieter Dorn ist es zu verdanken, dass diese früher nur mündlich überlieferte Form des Wirbel- und Gelenke-Einrichtens nicht in Vergessenheit geriet und immer mehr und mehr begeisterte Anhänger findet.

Eine geglückte Kombination

Angeregt durch mit ihm befreundete Ärzte, hat Dieter Dorn sich mit der Anatomie des Menschen und der fernöstlichen und westlichen Medizin beschäftigt sowie zahlreiche Anleihen bei ganzheitlichen und naturheilkundlichen Methoden genommen.

Daraus entstand Dorns ureigenste Mischung: die Dorn-Methode. Eigentlich müsste man sie mittlerweile die »Original Dorn-Methode« nennen, denn wie beim »Stille-Post-Spiel« verändert sie sich mehr und mehr, je öfter sie von Dorn-Schülern und deren Schülern weitergegeben wird.

Einige Therapeuten verändern aus ihrem Erfahrungsschatz heraus die Dorn-Methode, kombinieren sie wiederum mit anderen Therapieformen – manchmal bis sie nicht wiederzuerkennen ist. Aber so ist der Lauf der Zeit, das nimmt Dieter Dorn – immer weniger resigniert – zur Kenntnis. Unsensible Therapeuten disqualifizieren sich ohnehin selbst, etwa wenn sie nicht auf die Schmerzempfindung ihrer Patienten hören.

Wie Dieter Dorn die Methode entwickelte

Er wirkt im Stillen und hält sich bescheiden im Hintergrund. Guru will er keiner sein. Er sei nur ein kleiner Sägewerksbesitzer, meint er. Trotzdem verbreitet sich Dieter Dorns Methode des Wirbel- und Gelenke-Einrichtens immer weiter über das Allgäu und über Süddeutschland hinaus. In seinen Seminaren kann heute jeder und jede lernen, was für den über 60-jährigen Dieter Dorn vor fast 30 Jahren wie zufällig seinen Lauf nahm.

Es begann mit einem Hexenschuss

Es gibt Menschen, die für das, was sie tun, geboren sind. Dieter Dorn ist einer von ihnen. Er wurde zum Namensgeber einer Methode, die offenbar auf ihn gewartet hatte: die Dorn-Methode. Diese sanftere Schwester der Chiropraktik setzt am ertastbaren Höcker der Wirbel – am Dornfortsatz – an. Dieser ist seit jeher anatomisch so benannt. Die Namensgleichheit mit Dieter Dorn, dem Menschen also, der die Behandlungsmethode bekannt machte, mag Zufall sein. Oder auch nicht. Denn wie sagt doch das altbekannte Sprichwort? Nomen est omen.

Geboren im August 1938 im Allgäu in Süddeutschland, wurde Dieter Dorn zum Besitzer eines kleinen Sägewerkes in Lautrach,

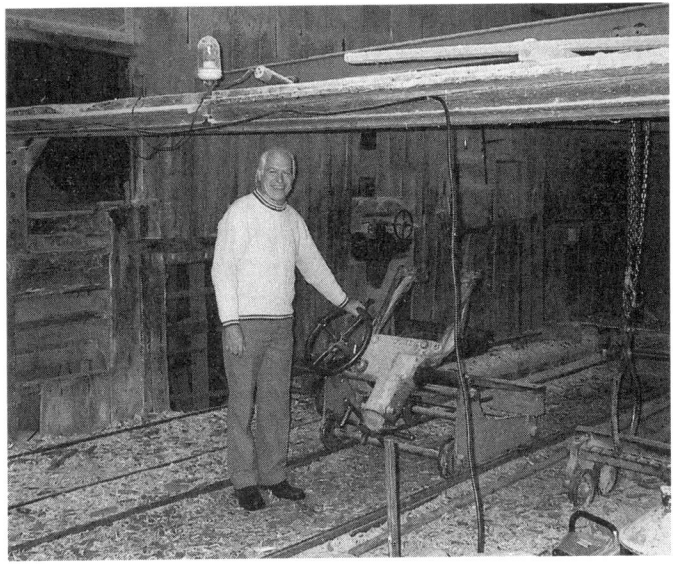

das ihm sein Vater vermacht hat. Dort schneidet er Bauholz und Bretter vor allem für die Bauern aus der Umgebung. Das hatte er auch schon 1974 gemacht, bis ein zu schwerer Baumstamm ihm vorübergehend seine Beweglichkeit nahm. Diagnose: Hexenschuss.

Dorn erinnerte sich damals an den Schlossbauern aus Lautrach, einen 79-jährigen Mann, bei dem schon so mancher Mensch aus der Gegend krumm hinein- und gerade wieder hinausgegangen war. Ihm selbst ging es nicht anders.

»Der Hexenschuss war so schnell wieder weg, wie er gekommen war«, erzählt Dieter Dorn. »Und ich habe davor und danach nie wieder Probleme mit meiner Wirbelsäule gehabt. Das alles war kein Zufall.« Eher eine Art Hofübergabe; als hätte der alte Mann auf ihn gewartet. Denn als Dorn ihn fragte, ob auch er diese Methode erlernen könne, erwiderte der Schlossbauer nur: »Du kannst es. Das sehe ich dir an.« Dieter Dorn war sein letzter Patient. Kurz darauf fiel der krebskranke Mann ins Koma, vier Wochen später starb er.

Dieter Dorn konnte sich daraufhin die Methode, die er am eigenen Leib erfahren hatte, nur Schritt für Schritt selbst erarbeiten. Seine erste »Patientin« war seine Frau. Seit zehn Jahren litt sie unter heftigen Kopfschmerzen. Nach Ansicht der Ärzte waren zwei Querfortsätze an den Halswirbeln zu lang. Man wollte sie abmeißeln, doch Frau Dorn meinte, sie leide lieber weiter, als sich dieser riskanten Operation zu unterziehen.

Dieter Dorn tastete ihre Wirbel ab und stellte dabei überrascht fest: »Die Querfortsätze sahen auf dem Röntgenbild nur länger aus, weil die Wirbel verdreht waren.« Er schob daraufhin die Halswirbel durch sanften Druck wieder in ihre ursprüngliche Position, während seine Frau mit dem Kopf drehende Bewegungen machte. Seither ist ihr quälender Kopfschmerz Geschichte und sie selbst die »prominenteste Patientin« Dorns, mit der alles begann.

Die Methode fasst Fuß

Vier Wochen später hatte Dieter Dorn wieder Gelegenheit, die Methode anzuwenden: bei seiner Nachbarin. Sie litt an Ischias, und ein Bein schmerzte sie so sehr, dass sie es nicht mehr bewegen konnte. Dieter Dorn maß den Beinlängenunterschied, richtete die Gelenke und den betroffenen Lendenwirbel ein und gab seiner Nachbarin ein paar Selbsthilfe-Übungen mit auf den Weg. Sie verließ ihn erleichtert und ohne Schmerzen.

Danach gaben sich die Nachbarschaft, Kollegen und Bekannte bei den Dorns die Klinke in die Hand. Und Dieter Dorn wunderte sich über die Berichte, die er nach seinen »Be-Handlungen« zu hören bekam. »Die einen erzählten, ihre Herzbeschwerden oder Knieschmerzen seien verschwunden, oder sie sähen jetzt besser. Sogar Bettnässer waren plötzlich geheilt nach einer Wirbelsäulenbehandlung.«

Fernöstliche und westliche Einflüsse

Wie so oft in Dorns Leben führte ihn auch in weiterer Folge der Zufall auf die richtige Spur: Ihm fiel ein Buch über die Traditionelle Chinesische Medizin (TCM) und das Heilen mit Hilfe der Meridiane in die Hand – *Akupunktur ohne Nadeln* von J. V. Cerney, einem amerikanischen Arzt, der in China die Traditionelle Chinesische Medizin selbst studiert hatte.

Meridiane sind Energiebahnen, die anatomisch nicht sichtbar sind, aber nach Ansicht der fernöstlichen Medizin unter der Hautoberfläche verlaufen. Sie versorgen den gesamten Körper mit Energie – darunter auch die Organe. (Siehe auch Kapitel *Das Rückgrat des Menschen*, Seite 29 ff.)

Auf den Meridianen liegen zahlreiche Akupunkturpunkte, die man auch durch Akupressur stimulieren kann. Dieter Dorn entdeckte, dass er mit seiner Methode diese Punkte unabsichtlich mitbehandelt hatte. Außerdem erkannte er den Zusammenhang zwischen Wirbelsäule bzw. Rückenmark – dem Hauptnervenstrang – und den inneren Organen (siehe dazu auch die Abbildungen Seite 42 und 62).

Bei jedem Wirbel treten die so genannten Spinalnerven aus, gewissermaßen die »Datenleitungen« zwischen dem Rückenmark und den Organen. Werden diese Rückenmarknerven durch verschobene oder verkantete Wirbel gequetscht, können sie irritiert oder beschädigt werden – worauf die von ihnen versorgten Organe möglicherweise nicht mehr unbelastet arbeiten können und erkranken.

Bei der schulmedizinischen Behandlung der Organe hält der Erfolg in diesen Fällen manchmal nicht sonderlich lange an, weil der tatsächliche Auslöser ein nicht entdeckter verschobener Wirbel sein kann. Dieter Dorn entdeckte, dass durch die unbeabsichtigte Behandlung der Spinalnerven und der Meridiane auch überraschende Spontanheilungen am ganzen Körper möglich waren.

Der am häufigsten mitbehandelte Meridian ist der Blasenmeridian, der u. a. links und rechts der Wirbelsäule verläuft. Als zweithäufigster Meridian folgt der »Gouverneur«, auch »Lenkergefäß« oder »Gehirnmeridian« genannt, der ausgehend vom Steißbein direkt über den Dornfortsätzen die Wirbelsäule entlang nach oben und über den Kopf bis zur Oberlippe läuft (siehe Meridian-Abbildung Seite 62).

Unterstützung durch einen Facharzt

Wegbereiter und ganz wesentlich für das schulmedizinische Wissen, das sich Dieter Dorn im Lauf der Jahre angeeignet hat, war ein Arzt. Auch hierbei führte der »Zufall« Regie: Dr. Thomas Hansen, Facharzt für Chirurgie und Orthopädie aus Bremen in Norddeutschland, kam zu Dieter Dorn, um dessen Methode wegen eines Bandscheibenschadens am eigenen Leib kennen zu lernen. Er hatte sich im Ruhestand mit seiner Frau im Allgäu niedergelassen und von den verblüffenden Erfolgen Dorns mehrfach gehört. Seine eigene Behandlung mit der Dorn-Methode war der Beginn einer jahrzehntelangen engen Zusammenarbeit und Freundschaft.

Eines Tages rückte Dr. Hansen bei Dieter Dorn mit einer Kiste voller medizinischer Fachbücher an. Die Zeit des Selbststudiums begann. Nach insgesamt acht Jahren des Experimentierens, Lernens und Weiterentwickelns entschloss sich Dorn schließlich, seine Methode auch in speziellen Seminaren weiterzugeben.

Wieder war Dr. Thomas Hansen Initiator und Begleiter. In Hansens Seminarhaus bot Dieter Dorn über 20 Jahre lang seine Kurse zur Einrenkung der Wirbel und Gelenke an.

Als der über 80-jährige Arzt schließlich zu gebrechlich für das Leben auf dem Land wurde und nach Bremen zurückkehrte, führte Dieter Dorn seine Seminare kurzfristig in einem Gemeindesaal weiter. Doch sein neuer Partner ließ nicht lange auf sich warten. Günther Groß, vormals Obsthändler, kam wegen Kreuzschmerzen zu Dieter Dorn in Behandlung.

»Ich richtete ihm die Wirbel ein – doch zwei Wochen später war er schon wieder da. Ich habe mit ihm geschimpft, er solle mehr auf sich aufpassen und die Selbsthilfe-Übungen machen. Schließlich kann ich ihm die Wirbel nicht reinnageln«, erinnert sich Dieter Dorn lachend an die ersten Begegnungen.

Günther Groß nahm sich den Rat zu Herzen und besuchte bei Dieter Dorn ein Seminar – das war der Beginn einer Freundschaft und beruflichen Partnerschaft. Heute leitet Günther Groß das gemeinsame Dorn-Schulungs-Haus in Amtzell im nahen Baden-

Seminarinformationen

Nähere Informationen erhalten Sie bei
Günther Groß
Schulungs-Haus
Haslacher Straße 42
D-88279 Amtzell
Tel.: 00 49/75 20/92 31 95
Fax: 00 49/75 20/92 32 24

oder im Internet unter
www.Schulungs-Haus-Dorn-Gross.de

Württemberg und hält dort gemeinsam mit Dieter Dorn die gefragten Seminare ab.

Dieter Dorn wird zum begehrten Vortragenden

Während am Beginn seiner Vortragslaufbahn vor allem Laien – etwa Familien mit Kindern – zu Dieter Dorn kamen, sind es jetzt zu 80 Prozent Leute vom Fach: Masseure, Physiotherapeuten, Heilpraktiker und Ärzte.

Die Methode zieht immer größer werdende Kreise, und es vergeht kaum ein Wochenende, an dem Dieter Dorn und Günther Groß nicht ihre gut besuchten Seminare abhalten. »Sogar nach Südamerika hat man mich eingeladen. Ich könnte die ganze Zeit nur unterwegs sein«, meint der begehrte »Wirbeleinrichter«. Doch im Hauptberuf ist er immer noch Sägewerksbesitzer, was ihn vom Geldverdienen mit seiner Methode unabhängig macht. Und wichtiger als Auslandsaufenthalte sind ihm die raren Tage mit der Familie – seiner Frau und den beiden Söhnen,

27 und 22 Jahre alt: »Die wollen auch noch etwas von mir haben.«

Seine Schüler sind es auch, die die Behandlungsform in die Welt hinaustragen, und die Methode verbreitet sich nach dem Schneeball-Prinzip. Doch nicht immer zur Freude Dieter Dorns. Denn nicht alle Therapeuten arbeiten in seinem Sinn, und die Dorn-Methode wird immer mehr verfälscht und abgewandelt. »Aber Leben ist Veränderung«, sagte sich Dieter Dorn nach dem ersten Ärger. Und gefühllose Dorn-Methodiker, die über die Schmerzgrenze der Patienten hinaus arbeiten, disqualifizieren sich in seinen Augen selbst. Dieter Dorns Leitspruch ist: »Schmerz ist ein Aufschrei der Seele«, deshalb wird von ihm nie über diese Grenze hinaus behandelt.

Schmerzen sind die natürliche Grenze

Die Dorn-Methode zeichnet sich durch das schmerzlose Einren-ken der Wirbel und Gelenke aus. Durch fließende Bewegungen und sanften Druck werden die Fehlstellungen korrigiert. Schmerzen sind immer ein Zeichen von Überdehnung und Gewalt, weshalb die Schmerzgrenze von Dieter Dorn nicht überschritten wird.

Ein rotes Tuch sind für Dieter Dorn jene Behandler, die mit seiner Methode nur abkassieren wollen und die Patienten länger als notwendig behandeln. Es sei nicht notwendig, eine Stunde lang an den Wirbeln herumzudrücken, nur um eine ganze Therapiestunde abrechnen zu können, so Dorn. »Helft freudig«, gibt er seinen Schülern mit auf den Weg, »Geld ist nicht alles«. Und: »Was man tut, soll Spaß machen!«

Die Philosophie: Für andere da sein

»Es gibt drei Denkweisen im Leben: Was kann ich für mich tun? Was kann jemand anderer für mich tun? Und: Was kann ich für andere tun?« – Dieter Dorn lebt nach dem dritten Grundsatz. »Wir sind für andere geboren worden, sonst hat unser Leben keinen Sinn«, ist er überzeugt. Das sei zwar ein dorniger Weg, aber ganz seiner. »Vielleicht heißt auch deshalb die Methode Dorn-Methode«, schmunzelt er.

Seine Lebenseinstellung entspringt einem tiefen inneren Gefühl für Menschlichkeit. Dieter Dorn wurde zwar katholisch erzogen, ein großer Kirchgänger ist er aber nicht. Seine Einstellung ist für ihn vor allem eine Frage der Lebensweisheit.

»Wenn ich nur an mich denke, habe ich die Sinne auf mich gerichtet, nicht auf die anderen. Dann habe ich auch kein Fingerspitzengefühl für andere«, meint der philosophische Wirbeleinrichter. Und Fingerspitzengefühl ist bei der Anwendung der Dorn-Methode das A und O. »Unsere Fingerspitzen sind unsere Fühler«, sagt Dorn. Und um sie entwickeln zu können, ist eine grundsätzliche Bereitschaft, anderen helfen zu wollen, vonnöten.

»Die meisten Menschen fragen sich, was die anderen für sie tun können. Das ist eine Gesinnung, die zu Stress führt und zu Krankheit. Menschen, die nur an sich denken, haut es meist als erste um.« Diese innere Einstellung führt seiner Ansicht nach oft zu Verbissenheit und zu einer einseitigen Konzentrierung auf die negativen Aspekte der Wirklichkeit; auf das, was einem fehlt, was man will, was man aber nicht bekommt.

Das Hauptproblem vieler Menschen sei ihr fehlender Blick für die schönen, positiven Dinge des Lebens, philosophiert Dieter Dorn weiter. Viele Menschen jammern und schimpfen den ganzen Tag lang; über das schlechte Essen, das Wetter und so weiter; dann könne eigentlich niemand es diesen Menschen recht machen und sie zufrieden stellen.

Aufrecht durchs Leben gehen

Dieter Dorn plädiert für eine positive Lebenseinstellung als vorbeugende Maßnahme zur Erhaltung der Gesundheit: »Wenn ich etwas gerne tue, erzeugt es keinen Stress und kostet mich keine Kraft.« Energie raube uns nur, was wir nicht gerne machen, und sei es bloß eine Stunde lang. »Wenn ich aber tue, wofür ich geboren bin, dann macht es mir auch Spaß«, davon ist Dieter Dorn fest überzeugt.

Er selbst sei auf der Welt, um den Leuten Freude zu machen: durch seine Tanzmusik-Auftritte als Hobby-Keyboarder einerseits und seine Wirbelsäulen-Arbeit andererseits. So tut Dieter Dorn etwas für sein eigenes Wohlbefinden und zugleich für das anderer Menschen. Denn: »Was uns Spaß macht, richtet uns auf – und damit auch unsere Wirbelsäule.«

Das Rückgrat des Menschen

Die Wirbelsäule zählt zu den Wundern des menschlichen Körpers. Ihre ausgeklügelte Konstruktion hält uns aufrecht und ermöglicht den zweibeinigen Gang. Wirbel für Wirbel bildet sie den Wirbelkanal und umhüllt das verwundbare Rückenmark, den zentralen Nervenstrang. Die Rückenmarknerven und die »benachbarten« Meridiane, unsere Energieleitbahnen, sind die »Daten-Highways« des Körpers. Über diese biologischen Infokanäle kommen alle Kommandos des Gehirns im ganzen Organismus an. Nicht zu vergessen unsere »Bio-Stoßdämpfer«, die Bandscheiben: Sie federn jede einzelne Bewegung ab.

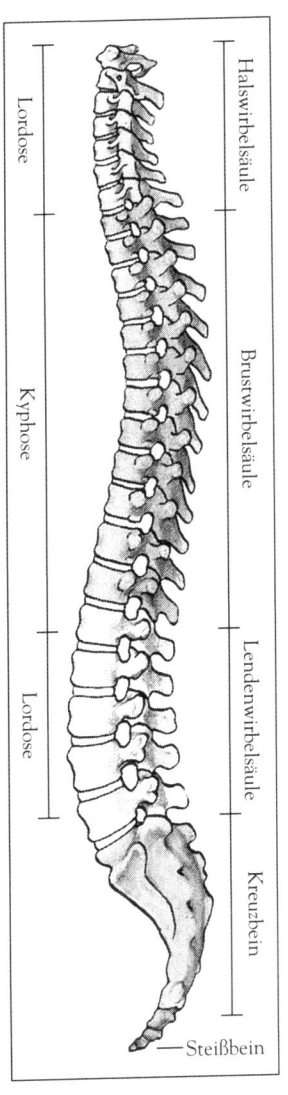

Lordose

Kyphose

Lordose

Halswirbelsäule

Brustwirbelsäule

Lendenwirbelsäule

Kreuzbein

Steißbein

Die Wirbelsäule

24 Wirbel reihen sich aneinander und bilden gemeinsam die Wirbelsäule. Unterteilt wird sie in drei Bereiche: die Hals-, die Brust- und die Lendenwirbelsäule. Die menschliche Wirbelsäule ist wie ein doppeltes S geformt. Die Halswirbelsäule biegt sich nach vorne, die Brustwirbelsäule nach hinten, um den Organen im Brustkorb genug Platz zu bieten. Die Lendenwirbelsäule macht wieder den Schwung nach vorne, das Kreuzbein die den Po formende Biegung nach hinten.

Seitliche Verkrümmungen der Wirbelsäule – sie werden als Skoliose bezeichnet – kommen beim gesunden Menschen nur in leichter Form vor, und zwar zwischen dem dritten und dem sechsten Brustwirbel nach rechts bei Rechtshändern und nach links bei Linkshändern. Stärker ausgeprägt gehören sie zu den Störungen, die mit der Dorn-Methode sanft behandelt werden können (siehe auch Kapitel *Wann die Methode helfen werden kann,* Seite 137 ff.).

Die Knochen der Wirbelsäule werden durch Bänder und Sehnen zusammengehalten. Sie stabilisieren die Säule unseres Stützapparates, die Muskeln helfen ihnen dabei.

Die Halswirbelsäule

Die Halswirbelsäule besteht aus sieben Wirbeln, die sich teilweise stark voneinander unterscheiden. Der erste Halswirbel, auch »Atlas« genannt, trägt den Kopf. Wie die Ränder eines Tabletts laufen seine seitlichen Fortsätze flach auseinander, sodass der im Vergleich überdimensionale Schädel stabil darauf ruhen kann.

Durch den ringförmigen Mittelteil des Atlas ragt ein Zapfen des zweiten Halswirbels, des »Axis« oder »Drehers«, auf dem sich der erste Wirbel samt Kopf leicht drehen kann. Zwischen Atlas und Axis blieb die sonst obligatorische Bandscheibe ausnahmsweise von der Schöpfung ausgespart.

Die fünf weiteren Halswirbel sind im Vergleich zu den Brust- und Lendenwirbeln eher klein und zart geraten, weil sie weniger Last zu tragen haben, auch ihre Dorn- und Querfortsätze sind weniger stark ausgeprägt. Lediglich der siebte Halswirbel als Verbindung zur Brustwirbelsäule ist kräftiger. Er wird auch der »Prominente« oder der »vorspringende Wirbel« genannt, weil man ihn dank seines ausgeprägten Dornfortsatzes unter der Haut leicht ertasten kann. Damit ist er auch ein guter Orientierungspunkt bei der Anwendung der Dorn-Methode.

Eine Besonderheit unterscheidet die Halswirbel von allen anderen Wirbeln. In den Querfortsätzen der Halswirbel befinden sich Öffnungen, die – übereinander liegend – einen Kanal für die *Arteria vertebralis* bilden, jenes große Blutgefäß, das das Gehirn mit sauerstoffreichem Blut versorgt. Die rechte und linke Arterie vereinigen sich im Hinterhaupt im Bereich des Stammhirns zur

Arteria basilaris. Ihr Ausfall zieht schwerste Schlaganfälle nach sich, die lebensbedrohend sein können.

Da die Knochen im Halsbereich im Vergleich zur restlichen Wirbelsäule weniger stabil sind, übernehmen hier starke Muskeln einen Großteil der Arbeit, um die Halswirbelsäule zu stützen. Die Hals-, Schulter- und Rückenmuskeln sind im Dauereinsatz, wenn es darum geht, den Kopf aufrecht zu halten und zu bewegen. Die geringere Stabilität der Halswirbel bringt es auch mit sich, dass dieser Bereich der Wirbelsäule besonders gefährdet ist – etwa durch das Peitschenschlagsyndrom bei Unfällen.

Die Brustwirbelsäule

Zwölf Brustwirbel bilden gemeinsam die Brustwirbelsäule. An ihren Querfortsätzen und Wirbelkörpern setzen seitlich, durch Knorpel beweglich verbunden, die Rippenpaare an. An der Vorderseite des Brustkorbs sind sie knorpelig mit dem Brustbein verwachsen und umschließen schützend das Herz und die beiden Lungenflügel.

Die erste bis siebte Rippe schließt vorne direkt an das Brustbein an, die vier weiter unten liegenden Rippen sind untereinander durch einen bogenförmigen Knorpel verbunden, der mit der siebten Rippe und über diesen »Umweg« ebenfalls mit dem Brustbein verwachsen ist. Das elfte und zwölfte Rippenpaar hingegen besitzt keinen Knorpelanteil und ist auch nicht mit dem Brustbein verbunden. Diese sehr kurzen Rippen sind lediglich hinten mit der Wirbelsäule verwachsen.

Die Lendenwirbelsäule

Zwischen den Brustwirbeln und dem Kreuzbein liegen die fünf Lendenwirbel. Ihre Anzahl kann jedoch individuell von der

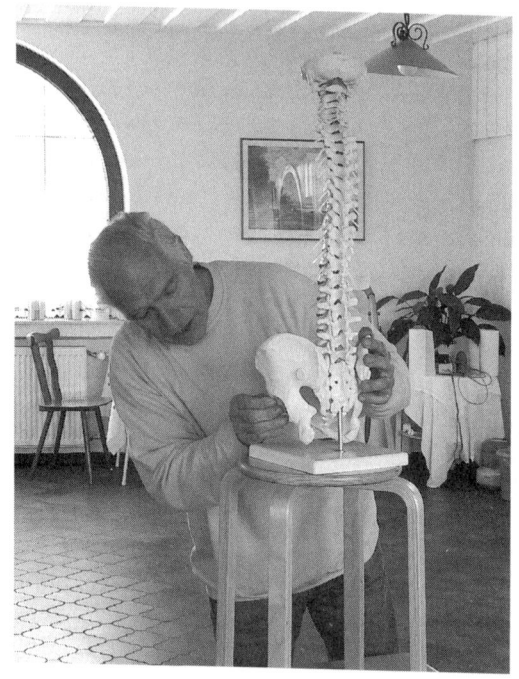

Norm abweichen – in manchen Fällen ist der unterste Lendenwirbel mit dem Kreuzbein verwachsen. Ihre Querfortsätze sind
sehr ausgeprägt und genau genommen Rippenrudimente. Daher
werden sie oft auch als Rippenfortsätze bezeichnet.

Die Lendenwirbelsäule trägt den Hauptteil der Körperlast.
Hier werden die höchsten Belastungen abgepuffert. Deshalb sind
auch Beschwerden im Lendenwirbelbereich am häufigsten.

Das Kreuzbein

Fünf, manchmal auch sechs Wirbel samt Bandscheiben sind zum
Kreuzbein zusammengewachsen. Diese fast dreieckige Knochen-

platte entsteht erst in der Pubertät und erinnert in ihrer Form an einen Spaten. Die untere Spitze des Kreuzbeins weist weiter nach außen als die beiden oberen Ecken des Dreiecks. Das weibliche Kreuzbein ist kürzer, breiter und weniger gekrümmt als das männliche.

Wie die Lendenwirbel weist auch das Kreuzbein seitliche Rippenrudimente auf. Sie verschmelzen mit den Querfortsätzen zu einem Teil des Gelenks, das vom Kreuzbein links und rechts gemeinsam mit dem Hüftbein gebildet wird. In der Mitte der Kreuzbeinplatte bilden die aneinander gereihten Dornfortsätze einen Knochenkamm, der gut zu ertasten ist.

Zwischen drittem und viertem Kreuzbeinwirbel verzweigt sich der Wirbelkanal, in dem die Rückenmarknerven liegen (siehe Abbildung *Nervensystem*, Seite 42), und setzt sich in Form von zwei Seitenkanälen nach unten fort. Im Bereich des Kreuzbeines setzen außerdem die Muskeln des Beckenbodens an.

Der aufrechte Gang des Menschen kommt durch einen Knick zwischen Lendenwirbelsäule und Kreuzbein zustande; das ist einzigartig in der Familie der »Wirbeltiere«. An dieser Stelle wird die Wirbelsäule allerdings auch am meisten beansprucht – das ist einer der Gründe dafür, warum Rückenschmerzen so häufig in unserer Gesellschaft sind. Davon bleiben unsere vierbeinigen Artgenossen wohl verschont.

Das Steißbein

Das untere Ende der Wirbelsäule wird vom Steißbein gebildet. Es setzt sich aus den Rudimenten von drei bis fünf Wirbeln zusammen und ist beweglich mit dem Kreuzbein verwachsen.

Die Wirbel

Die einzelnen Wirbel bestehen aus einem Wirbelkörper, einem Dornfortsatz, zwei Querfortsätzen und zwei Gelenkfortsatz-Paaren. Der Wirbelkörper gibt dem Wirbel Substanz und liegt wie ein Schutzschild vor dem Rückenmark, um es zur Körperinnenseite hin abzuschirmen und zu schützen. Der markige Nervenstrang verläuft im Inneren des Wirbelkanals, der von den übereinander liegenden Wirbellöchern gebildet wird (siehe Abbildung Seite unten).

Am Wirbelkörper setzen die teilweise sehr massiven knöchernen Wirbelfortsätze an. Sie dienen den Muskeln als eine Art Krafthebel. Der einzelne Dornfortsatz ragt wie ein Sporn an der Hinterseite des Wirbels nach außen, lässt sich meist als Höcker

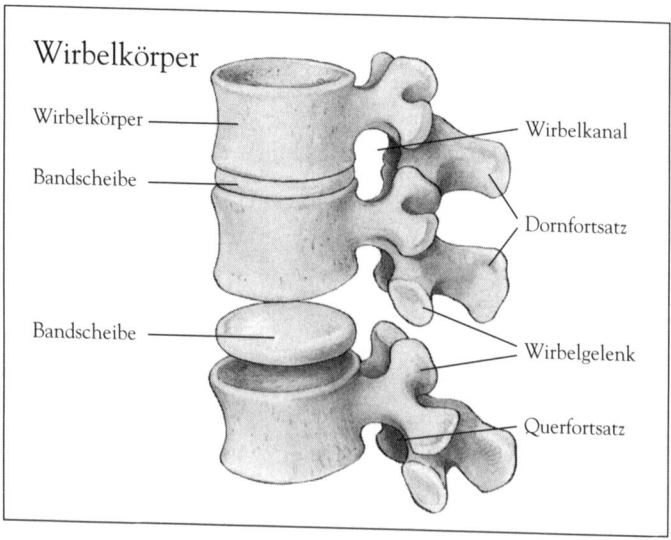

Wirbelkörper

Wirbelkörper ——

Bandscheibe ——

Bandscheibe ——

—— Wirbelkanal

—— Dornfortsatz

—— Wirbelgelenk

—— Querfortsatz

gut ertasten und ist durch die darüber liegende Hautschicht hindurch sichtbar. Die Linie der Dornfortsätze übereinander wird auch »Rückgrat« genannt.

Die beiden Querfortsätze sind links und rechts vom Wirbelloch am Wirbelkörper angewachsen. Die vier Gelenkfortsätze pro Wirbel sind kleinere Höcker, deren abgeflachte Stellen als Gelenkflächen bezeichnet werden. Links und rechts, am Ansatz der Querfortsätze, ragt je ein Gelenkfortsatz nach oben und nach unten.

Die oberen Gelenkfortsätze passen nun genau in die Gelenkflächen der unteren Gelenkfortsätze am darüber liegenden Wirbel, die leicht nach innen gewölbt sind. So bilden sie gemeinsam robuste Zwischenwirbelgelenke, die wie zwei starke Säulen der Wirbelsäule rechts und links vom Wirbelkanal Halt und Stabilität verleihen.

Die Sonderfälle: Atlas, Axis und der Prominente

Der oberste Halswirbel – der so genannte Atlas – weist keinen Wirbelkörper und keinen Dornfortsatz auf, nur eine Knochenspange, die aus den Wirbelbögen und den Querfortsätzen gebildet wird.

Der zweite Halswirbel ist mit einem Dornfortsatz ausgestattet, den man mit ein bisschen Fingerspitzengefühl etwa eineinhalb Zentimeter unter dem Schädelansatz fühlen kann.

Einfacher ertastbar sind die Fortsätze erst ab dem siebten Halswirbel abwärts. »Der Prominente« unter den Halswirbeln nimmt jedoch nicht nur wegen seines ausgeprägten Dornfortsatzes eine Sonderstellung unter den Halswirbeln ein, sondern auch durch seine Form, die mit seiner Position zusammenhängt. Liegen die seitlichen Gelenkflächen an den Gelenkfortsätzen der Halswirbel in einem Neigungswinkel von 45 Grad aufeinander, so stehen die

Gelenkflächen der Wirbel in den unteren Wirbelsäulenabschnitten fast senkrecht zueinander.

Der siebte Halswirbel bildet den perfekten Übergang: Nach oben sind seine Gelenkflächen im 45-Grad-Winkel geneigt, nach unten, zur Brustwirbelsäule hin, stehen sie fast senkrecht. Durch die steil verlaufenden Gelenkfortsätze der Brustwirbel werden im Bereich der Brustwirbelsäule Bewegungen in fast alle Richtungen möglich.

Die Dornfortsätze ragen speziell an der Brustwirbelsäule ebenfalls sehr steil abwärts. Ihre Schichtung erinnert an Dachziegel, wobei ihre Spitzen jeweils in Höhe des nächst tiefer liegenden Wirbels ertastet werden können.

Die Lendenwirbel: unsere Lastenträger

Da der Druck auf die Wirbelsäule von oben nach unten zunimmt, werden die einzelnen Wirbel in Richtung Lendenwirbelsäule immer massiver. Deshalb sind die Wirbel in den unteren Bereichen der Wirbelsäule größer und dicker als im Abschnitt der Halswirbelsäule. Die Lendenwirbel tragen die Hauptlast des Körpers und werden dadurch am meisten beansprucht. Das ist auch der Grund dafür, dass statistisch gesehen Rückenschmerzen zu 62 Prozent im Bereich der Lendenwirbelsäule auftreten. Speziell die dritte bis fünfte Bandscheibe im Lendenwirbelbereich leiden am meisten, was auch am hier S-förmigen Schwung der Wirbelsäule liegt. Er ermöglicht dem Menschen den aufrechten Gang.

Nur zwei Prozent der Menschen leiden unter Schmerzen im Brustwirbelbereich, die restlichen 36 Prozent der Beschwerden betreffen die Halswirbelsäule. Da die Last des Kopfes von den Halswirbeln in Zusammenarbeit mit den Bändern und Muskeln getragen wird, die hier ständig aktiv sind, treten in diesem Bereich auch leicht Verspannungen auf.

Die Lendenwirbel weisen auch seitliche Knochenfortsätze auf, die Rippenfortsätze genannt werden, weil sie Rippenrudimente sind. Sie ragen seitlich fast waagrecht nach hinten. Die Dornfortsätze lassen sich an der Lendenwirbelsäule gut ertasten. Eine Besonderheit weist die Dornfortsatzspitze des vierten Lendenwirbels auf: Sie endet am unteren Rand des eigenen Wirbelkörpers und nicht – wie die anderen Dornfortsätze – einen Wirbel tiefer.

Die Bandscheiben

Die Zwischenwirbelscheiben oder Bandscheiben liegen zwischen den einzelnen Wirbeln und sorgen für die Beweglichkeit der Wirbelsäule. Eine Ausnahme bilden nur Atlas und Axis – zwischen ihnen liegt keine Bandscheibe.

Die Höhe der elastischen Scheiben beträgt etwa ein Drittel der Wirbelhöhe. Sie federn wie Stoßdämpfer die Bewegungen des Körpers ab und verhindern die Reibung der einzelnen Wirbel aneinander. Durch ihre Form unterstützen die Bandscheiben die Biegungen der Wirbelsäule. Während sie im Bereich der Hals- und Lendenwirbelsäule vorne höher als hinten gebaut sind, ist ihre Konstruktion bei der Brustwirbelsäule umgekehrt – hinten dicker, vorne dünner.

Die Bandscheiben bestehen aus einem Faserknorpel, in den ein fast kugelförmiger Gallertkern eingelagert ist. Er enthält eine schleimig-flüssige Substanz und wirkt wie ein Wasserkissen, indem er den Druck gleichmäßig auf die gesamte Wirbelfläche verteilt. Durch die Beanspruchung der Wirbelsäule werden die Bandscheiben untertags zusammengedrückt und geben Flüssigkeit ab, was eine Verringerung der Körpergröße um bis zu zwei Zentimeter von der Früh bis zum Abend mit sich bringen kann. Während der nächtlichen Ruhephase regenerieren sich die Band-

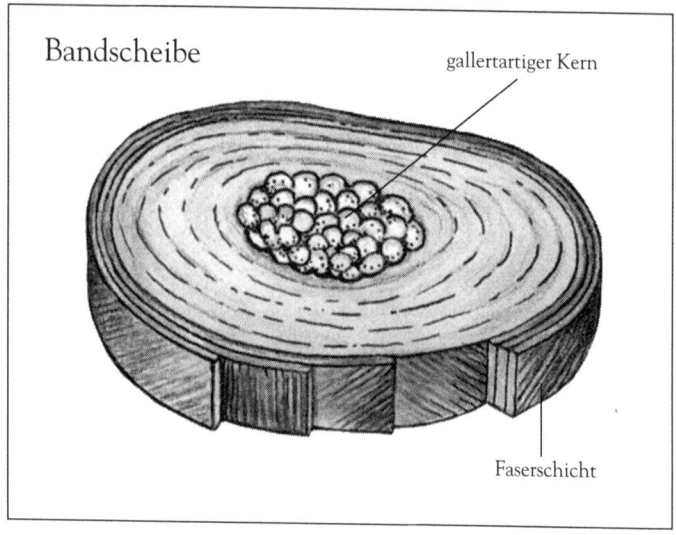

Bandscheibe

gallertartiger Kern

Faserschicht

scheiben wieder und füllen sich mit Flüssigkeit und Nährstoffen aus dem umliegenden Gewebe auf.

»Die Bandscheiben bestehen zu 80 Prozent aus Flüssigkeit. Wenn wir zu wenig trinken, kann sich das auch auf die Feuchtigkeit der Bandscheiben auswirken. Der Körper braucht pro 35 Kilogramm Körpergewicht täglich einen Liter Wasser, im Sommer mehr«, gibt Dieter Dorn seinen SchülerInnen mit. »Wenn der Körper schlapp macht, hat das oft mit Wassermangel zu tun – wie bei einer schlappen Zimmerpflanze.«

Sind einzelne Wirbel verschoben und wird dadurch eine Bandscheibe bei einer Bewegung plötzlich zwischen den Wirbeln herausgedrückt, spricht man von einem Bandscheibenvorfall.

Das Rückenmark

Im Inneren der Wirbelsäule – geschützt durch den knöchernen Wirbelkanal – verläuft bis etwa zum zweiten Lendenwirbel der zentrale Nervenstrang unseres Körpers, das Rückenmark. In Höhe des Kreuzbeins teilt sich der Wirbelkanal, und der Nervenstrang läuft zweigeteilt über die Beine zu den Füßen weiter.

Das Rückenmark ist die Verlängerung des Stammhirns. Es bildet mit dem Gehirn gemeinsam das zentrale Nervensystem, leitet seine Befehle an die Organe und Muskeln weiter, kann aber auch ohne »Rücksprache« mit dem Gehirn Reflexe auslösen. Unser Nervensystem setzt sich aus dem zentralen Nervensystem, das unsere Handlungen lenkt, dem peripheren Nervensystem und dem vegetativen – nicht dem Willen unterworfenen – Nervensystem zusammen, das die Tätigkeit der inneren Organe steuert.

Als »Botengänger« für das Rückenmark arbeiten die zahlreichen Spinal- oder Rückenmarknerven. Sie treten paarweise links und rechts der Wirbelsäule durch die so genannten Zwischenwirbellöcher aus. Diese entstehen zwischen den übereinander liegenden Wirbelkörpern durch zwei Ausbuchtungen an der Ober- und Unterseite der Wirbel. Wie die Wirbelsäule sich aus einzelnen Wirbeln zusammensetzt, gliedert sich das Rückenmark in Segmente. Zu jedem Segment des Rückenmarks gehören entsprechende Spinalnerven, die für eine bestimmte Körperregion zuständig sind. Diese Rückenmarknerven verbinden die »Kommandozentrale Gehirn« mit den restlichen Körperteilen und geben biologische Informationen weiter. Außerdem leiten sie die Empfindungen und Sinneseindrücke aus der »Peripherie« des Körpers an das Gehirn weiter.

Nervensystem

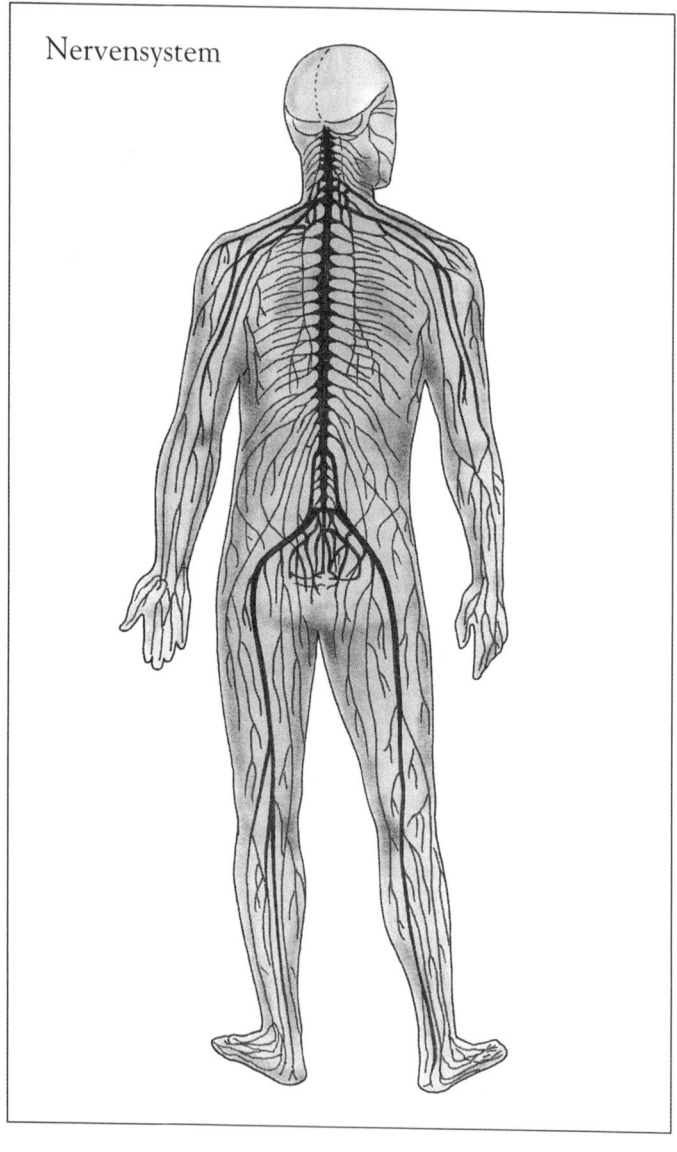

Für welche Probleme eignet sich die Dorn-Methode?

Unterschiedliche Beinlängen: *Die Dorn-Methode korrigiert, indem sie herausgerutschte Hüft-, Knie- und Sprunggelenke wieder in ihre ursprüngliche Position schiebt. Sie sind bei den Menschen, die zur Dorn-Behandlung kommen, die Hauptauslöser für unterschiedliche Beinlängen.*

Bandscheibenprobleme: *Verschobene Wirbel – vor allem im Hals- und Lendenbereich – können die Bandscheiben beeinträchtigen. Durch die Behandlung mit der Dorn-Methode und die Selbsthilfe-Übungen können die Wirbel wieder korrigiert und die Bandscheiben entlastet werden.*

Ischiasbeschwerden: *Die Dorn-Methode behandelt in diesen Fällen verschobene Hüft-, Knie- und Sprunggelenke, korrigiert damit einen möglichen Beckenschiefstand und richtet zudem das Kreuzbein und die Lendenwirbel ein.*

Hexenschuss: *Die Wurzel hierfür liegt im unteren Teil der Wirbelsäule. Deshalb werden bei Hexenschuss der vierte und fünfte Lendenwirbel und das Iliosakralgelenk zwischen Kreuzbein und Darmbein am Becken korrigiert.*

Rheuma: *Behandelt wird vor allem der neunte Brustwirbel, der mit den Nebennieren in Verbindung steht. Sie erzeugen Kortison, das wiederum die Schmerzempfindung steuert.*

Arthrose: *Verschobene und belastete Gelenke werden mit der Dorn-Methode wieder eingerichtet, wodurch auch allmählich die Schmerzen nachlassen können.*

Hüftgelenkprobleme: *Mit der Dorn-Methode wird das Hüftgelenk schmerzfrei wieder in die richtige Position geschoben und damit auch ein Beckenschiefstand behoben. Auch das Kreuzbein und das Iliosakralgelenk werden korrigiert.*

Skoliose: *Die seitliche Krümmung der Wirbelsäule wird bei der Dorn-Therapie sowohl durch eine Korrektur der Beingelenke als auch des Beckens, des Iliosakralgelenks und der Lenden-, Brust- und Halswirbelsäule behandelt.*
(Mehr darüber finden Sie im Kapitel Wann die Methode helfen kann, *Seite 137 ff.)*

Wirbelfehlstellungen als Krankheitsursachen

Verschobene Wirbel, die einzelne Spinalnerven reizen, können sich daher auch an ganz anderen Stellen des Körpers auswirken. Arme und Beine schlafen ein, Muskeln verweigern ihren Dienst oder der Ischiasnerv macht sich schmerzhaft bemerkbar. Letzterer ist der dickste und längste Nerv des Körpers. Er besteht aus den Hauptästen der Spinalnerven im unteren Bereich der Wirbelsäule, die sich in Höhe des vierten Lendenwirbels vereinigen und über den Po die Beine entlang abwärts verlaufen.

Plötzliche Schmerzen im oberen Bereich der Wirbelsäule werden als »Hexenschuss« bezeichnet. Dabei verkantet sich meist ein Wirbel aufgrund einer unglücklichen Bewegung. Die Muskeln, die den Wirbel stützen, spannen sich an, um noch Schlimmeres zu verhindern, und halten den verschobenen Wirbel in Position. Das löst einerseits starke Schmerzen aus und zwingt andererseits die Betroffenen oft, in einer gebeugten Körperhaltung auszuharren, bis der Wirbel wieder in die richtige Lage gebracht wird.

Aber auch weniger nahe liegende Symptome sind möglich, deren Auslöser – ein durch einen Wirbel eingeklemmter oder verletzter Spinalnerv – nicht immer gleich erkannt wird. Da etwa eine Wirbelfehlstellung des vierten Brustwirbels als eine mögliche Ursache für Gallen- bzw. Oberbauchbeschwerden für die Schulmedizin nicht klar auf der Hand liegt, wird die Wirbelsäule in diesem Zusammenhang auch nur selten mitbehandelt.

Dieter Dorn bezieht sich bei seiner Arbeit auf die Verbindung der Wirbel mit den anderen Körperteilen, wie sie bereits von Dr. J. V. Cerney in seinem Akupressurbuch *Akupunktur ohne Nadeln* aufgelistet wurde. Eine ganz ähnliche Tabelle hat die Parker Chiropractic Research Foundation herausgebracht. Dieter Dorn modifizierte und ergänzte aufgrund seiner eigenen Erfahrungen diese Zuordnung (siehe Aufzählung, Seite 48 f.). In all diesen Tabellen werden sämtliche Körperteile und Organe den einzelnen Wirbeln zugeordnet und daraus die möglichen krankhaften Auswirkungen von solchen Wirbelverschiebungen abgeleitet und aufgelistet. Dorn nützt Symptome, mit denen Patienten zu ihm kommen, nur als Lokalisierungshilfe und behandelt ausschließlich die Wirbelsäule. Berichtet jemand beispielsweise über Magenprobleme, sieht sich Dieter Dorn den sechsten Brustwirbel an. Bei Problemen mit der Blase ist der dritte Lendenwirbel dran etc.

Verschiebungen von Halswirbeln

Kopfschmerzen hängen häufig mit dem ersten Halswirbel, dem Atlas, zusammen. Aber auch Nervosität, hoher Blutdruck und Schlaflosigkeit können einen verschobenen ersten Halswirbel als Ursache haben, hat Dieter Dorn festgestellt. Augenleiden können mit dem zweiten Halswirbel zu tun haben – er wird unter anderem den Sehnerven zugeordnet.

»Kinder machen oft einen Kopfstand und verknacksen sich dabei den dritten Halswirbel«, erzählt Dieter Dorn. »Dort setzt die

zentrale Nervenverbindung zu den Zähnen an. Haben sie sehr
kariöse Zähne, kann das mit dem dritten Halswirbel zusammen-
hängen.«

Verschiebungen von Brustwirbeln

Herz- und Brustbeschwerden bringt Dieter Dorn mit dem zweiten
Brustwirbel in Zusammenhang, mit dem dritten Brustwirbel diver-
se Lungenbeschwerden. »Einmal kam eine Frau mit massiven
Schulterschmerzen zu mir – ein Nerv war im Bereich des vierten
Brustwirbels eingeklemmt. Ich habe den Wirbel wieder eingerich-
tet, und daraufhin bekam die Frau plötzlich zum ersten Mal eine
Gallenkolik«, erzählt Dieter Dorn von einem für ihn überraschen-
den Zwischenfall. Bei der schulmedizinischen Untersuchung der
Galle stellte sich heraus, dass sie voll mit Gallensteinen war.
»Meiner Meinung nach hat die Galle durch diese Wirbelfehlstel-
lung und den eingeklemmten Nerv nicht richtig arbeiten können.
Möglicherweise haben sich dadurch Ablagerungen gebildet«,
mutmaßt Dorn.

Der neunte Brustwirbel wird mit den Nebennieren in Verbindung gebracht. Die Nebennierenrinde produziert das körpereigene Kortison. Ist der benachbarte Nerv zum Beispiel durch eine
Wirbelverschiebung eingeklemmt, kann sich das nach Dieter
Dorns Erfahrung auf die Schmerzempfindlichkeit eines Menschen auswirken – sein Körper produziert zu wenig Kortison. »Bei
Rheumaschmerzen hat sich gezeigt, dass die Schmerzempfindlichkeit gesunken ist, wenn ich den neunten Brustwirbel eingerichtet habe. Der Körper konnte danach wieder mehr Kortison
produzieren«, ist Dieter Dorn überzeugt.

Verschiebungen von Lendenwirbeln

Verstopfung und Durchfall hängen mit dem Dickdarm zusammen, der dem ersten Lendenwirbel zugeordnet wird. Geschwollene Beine oder Durchblutungsstörungen in den Füßen werden von Dieter Dorn ebenso wie von der Chiropraktik mit dem fünften Lendenwirbel in Verbindung gebracht.

Wie genau tatsächlich einzelne Wirbel den Organen und anderen Körperteilen zugeordnet werden können, darüber ist sich die Schulmedizin nicht einig. Dass verschiedene Abschnitte der Wirbelsäule jedoch mit inneren Organen in Verbindung stehen, hat man bereits erkannt. Trotzdem besteht hier noch Forschungsbedarf.

Die Neurologie ordnet die Wurzelsegmente – die zwischen den Wirbeln austretenden Nervenwurzeln – einzelnen Organen und Versorgungsgebieten des Körpers zu. Hier orientiert man sich jedoch nicht an den Wirbeln, sondern an den Wirbellöchern, die jeweils von zwei übereinander liegenden Wirbeln gebildet werden.

Auslöser für Wirbelverschiebungen

Wirbel können sich durch Unfälle, Stöße, zu hohe oder einseitige Belastungen verschieben. Muskeln und Bänder können überdehnt werden, wenn zum Beispiel Rechtshänder sich immer nur rechts bücken, um etwas aufzuheben. Die Muskulatur wird dort, wo sie ständig beansprucht wird, härter, erschlafft aber auf der vernachlässigten Seite. Die kräftigeren Muskeln ziehen die Wirbel zu sich, dadurch kann eine seitliche Krümmung der Wirbelsäule entstehen. »Die meisten Menschen sind Rechtshänder und bücken sich rechts. Ihre Wirbelsäulen sind häufig oben im Brustbereich nach rechts verschoben, unten nach links«, erzählt Dieter Dorn. Werden die verschobenen Wirbel wieder eingerichtet, empfiehlt

Die Wirbelsäule und ihre Verbindungen zu anderen Körperteilen

1. Halswirbel: *Schädel, Gesicht, Blutzufuhr zum Kopf, Gehirn, Ohren, Sympathikus*
2. Halswirbel: *Gesichtshöhlen, Augen, Stirn, Zunge, Sehnerv*
3. Halswirbel: *Wangen, Zähne, Ohren, Gesichtsknochen*
4. Halswirbel: *Mund, Lippen, Nase, Ohrtrompete*
5. Halswirbel: *Stimmbänder, Rachenhöhle, Halsdrüsen*
6. Halswirbel: *Halsmuskeln, Mandeln, Schultern*
7. Halswirbel: *Schulterschleimbeutel, Ellenbogen, Schilddrüse*

1. Brustwirbel: *Unterarm und Hand, Luftröhre, Speiseröhre*
2. Brustwirbel: *Herzklappen, Herzkranzgefäße, Arm*
3. Brustwirbel: *Brustkorb, Lungen, Brüste, Bronchien, Arm*
4. Brustwirbel: *Gallenblase und Gallengänge*
5. Brustwirbel: *Leber, Blut, Sonnengeflecht*
6. Brustwirbel: *Magen, Knie*
7. Brustwirbel: *Zwölffingerdarm, Bauchspeicheldrüse*
8. Brustwirbel: *Milz, Zwerchfell, Knie*
9. Brustwirbel: *Nebennieren*
10. Brustwirbel: *Nieren*
11. Brustwirbel: *Harnröhren und Nieren*
12. Brustwirbel: *Dünndarm, Eileiter, Blutkreislauf, Arm*

1. Lendenwirbel: *Dickdarm, Arm*
2. Lendenwirbel: *Bauch, Appendix, Oberschenkel, Blinddarm*
3. Lendenwirbel: *Geschlechtsorgane, Blase, Knie*

4. *Lendenwirbel:*   *Ischias-Nerv, untere Rückenmuskeln, Pros-*
                     tata
5. *Lendenwirbel:*   *Bein, Fußknöchel, Fuß*
Kreuzbein: *Hüfte, Gesäß*
Steißbein: *Mastdarm, After*
(Zuordnung nach den Schulungsunterlagen von Dieter Dorn)

er Rechtshändern, sich einige Wochen lang besser nach links zu
bücken, um den Muskeln und Bändern eine Chance zu geben, sich
zu regenerieren. Sonst rutschen die eingerichteten Wirbel schnell
wieder heraus. Bei Linkshändern gilt der umgekehrte Rat.

Aber auch ungleich lange Beine – etwa aufgrund herausge-
rutschter Gelenke durch zu häufiges Sitzen mit übereinander geschlagenen Beinen – können zu Wirbelfehlstellungen führen,
meint Dieter Dorn. Auch Schock- und Stress-Erlebnisse können
sich auf diese Weise auswirken, weil sich der Körper unter Stress
verkrampft: Erkenntnisse, die für die Schulmedizin jedoch lediglich eine Theorie sind.

Verschiedene Arten von Wirbelverschiebungen

Am häufigsten sind seitliche Verschiebungen des hinteren Teiles
von Wirbeln im Lenden- oder Brustbereich, hat Dieter Dorn be-
obachtet. Die Wirbelkörper bleiben dabei in der richtigen Position, der Wirbel ist aber ein Stück um seine eigene Achse gedreht.
Dadurch wird der Dornfortsatz links oder rechts von seiner ursprünglichen Lage ertastbar, und auch die beiden Querfortsätze
sind schräg verschoben. Wie sich bei Dieter Dorns Arbeit gezeigt
hat, sind diese Fehlstellungen nur sehr schwer auf einem Röntgenbild zu erkennen, weil es nicht dreidimensional ist.

Darüber hinaus sind seitliche Verschiebungen des Wirbelkörpers und der Querfortsätze möglich, während der Dornfortsatz in der richtigen Position bleibt. Diese Fehlstellung ist meist bei Halswirbeln zu beobachten. Bei so verdrehten Wirbeln im Bereich der Brustwirbelsäule schließen auch die Rippen nicht mehr nahtlos an den Wirbel an.

In manchen Fällen ist der gesamte Wirbel mit Wirbelkörper, Dornfortsatz und beiden Querfortsätzen auf eine Seite verschoben. Am häufigsten davon betroffen sind der siebte Halswirbel, der sechste bis neunte Brustwirbel und der fünfte Lendenwirbel. Viel seltener kommt die komplette Verschiebung eines Wirbels nach innen – in Richtung Körpermitte – vor. Der Dornfortsatz und die beiden Querfortsätze können bei dieser Lage nicht mehr ertastet werden, was die Behandlung erschwert. Möglich ist auch eine Verschiebung des Wirbels nach außen. In diesem Fall ragt der Dornfortsatz als deutlicher Höcker durch die Haut, wodurch die Fehlstellung leicht zu erfühlen ist.

Die Verdrehung eines Wirbels um 90 oder gar 180 Grad um die eigene Achse ist nicht möglich, da Bänder, Sehnen und Muskeln die Wirbel weitgehend fixieren und sichern. Alle möglichen Wirbelverschiebungen bewegen sich im Bereich von wenigen Graden.

Die Rolle der Rückenmuskulatur

Die Muskulatur entlang der Wirbelsäule hat gemeinsam mit den Bändern und Sehnen großen Einfluss auf die Stabilität und Lage der Wirbel. 550 Muskeln sowie 400 Sehnen und Bänder wirken in unserem Stützapparat zusammen. Verspannte Muskeln können aber auch Wirbel aus ihrer richtigen Position ziehen und sind außerdem an Rückenschmerzen meist wesentlich beteiligt. Ein verspannter Kapuzenmuskel – auch Kappenmuskel oder M. *Trape-*

zius genannt – führt häufig zu Nackenschmerzen. Er zieht sich kapuzenförmig links und rechts der Wirbelsäule vom Nacken über die Schulter bis zum mittleren Rücken hinab und zählt zu den tief liegenden Rückenaufrichtern, die oft Schmerzauslöser sind. Falsche Haltung und Stress wirken sich außerdem auf die kleinen Muskelstränge zwischen den Wirbeln aus, die dann gemeinsam mit den oberflächlichen Quermuskeln verspannt reagieren.

Verspannte Muskeln – so fand man bei Versuchen mit Mäusen heraus – sind schlecht durchblutet und setzen Eiweiße frei, die die Schmerzempfindlichkeit erhöhen. Psychische Ursachen wie Angst und Druck äußern sich oft in verkrampften Muskeln im Hals- und Nackenbereich sowie an den Schultern. Dieter Dorn kommen im Zuge seiner Arbeit vor allem Menschen mit verspannten Muskeln unter: »80 Prozent der Muskeln sind zu hart, verkrampft durch Stress oder Lebensängste. Zehn Prozent sind zu schlaff und nur zehn Prozent normal.«

Hilfe bei verspannten Muskeln

Äußerlich lassen sich verspannte Muskeln durch heiße Bäder oder Einreibungen mit Ölen lockern. Ein muskelentspannendes Massageöl kann zum Beispiel aus Erdnussöl, Brennnessel-, Hirtentäschel- und Lavendeltinktur hergestellt werden.

Gymnastische Übungen können ebenfalls dabei helfen, die Muskeln zu lockern. Um die Bandscheiben zu entlasten, müssen jedoch nicht nur die Rückenmuskeln, sondern auch die Bauch-, Bein- und Armmuskeln trainiert werden. Um einer harten Muskulatur aufgrund von Übersäuerung zu begegnen, ist es notwendig, die Ernährungsgewohnheiten zu überdenken.

Zu viel Kaffee beispielsweise sowie Salz und zu wenig Flüssigkeit können die Muskeln einkrampfen, weil sie das Gewebe übersäuern. Aber auch zu viele Zigaretten sind – nicht nur in dieser

Tipp: Entspannendes Massageöl und Kräutertinkturen

4 Teile Erdnussöl

1 Teil Brennnessel-Tinktur

1 Teil Hirtentäschel-Tinktur

Alles gut verschütteln und die Muskeln einreiben, bis sie weicher werden.

Aber auch Tinkturen kann man leicht selbst herstellen, indem man zwei Esslöffel der jeweiligen Kräuter – selbst gesammelt oder aus dem Reformhaus – in einem ¹/₄ Liter hochprozentigem Alkohol (Schnaps, Korn o. ä.) ansetzt. Diese Mischung sollte zwei bis vier Wochen lang täglich verschüttelt werden. Anschließend wird sie mit einem Trägeröl, zum Beispiel Erdnuss-, Johanniskraut- oder Olivenöl, gut verschüttelt. Der Alkohol sorgt dafür, dass das Öl besser in die Haut einziehen kann. Da er sich aber immer wieder absetzt, muss die Mischung vor jedem Gebrauch geschüttelt werden.

Hinsicht – schädlich. Dem verspannten Körper können mehr Basenlieferanten im Essen helfen, der »sauren Flut« durch die herkömmlichen Ernährungsgewohnheiten in der westlichen Welt – zu viel Fleisch, weißes Mehl, weißer Zucker und Alkohol – zu begegnen.

Rohkost, Obst, Salat und Kohl tun gut, weil sie ein basisches Gegengewicht sind, das die Übersäuerung ausgleichen kann. Äpfel zum Beispiel wirken durch ihre Zusammensetzung sehr entspannend.

Säure liefernde, neutrale und Basen liefernde Lebensmittel

Basenlieferanten

- *Obst und Gemüse (Wurzel- und Blattgemüse)*
- *Milch und Sahne*
- *Gewürzkräuter: Petersilie, Schnittlauch, Majoran, Thymian, Oregano, Dill, Kümmel, Pfeffer, Paprika*
- *Stille Mineralwasser*

Neutral wirkende Lebensmittel

- *Butter*
- *Kalt gepresste Öle (Olivenöl, Distelöl)*
- *Walnüsse*
- *Leitungswasser*

Säurelieferanten

- *Zucker und zuckerhaltige Speisen*
- *Weißmehlprodukte*
- *Geschälter Reis*
- *Fleisch und Innereien*
- *Käse und Quark*
- *Kaffee*
- *Alkoholhaltige Getränke*
- *Kohlensäurehaltige Mineralwasser*

80 Prozent der Nahrung sollten aus Basenbildnern bestehen!
(Aufstellung aus: Bach, Dr. Marlis/Bach, Kurt: Bausteine für Gesundheit und Vitalität, Eigenverlag, Fernitz 2001)

Hilfe bei schlaffen Muskeln

Eine zu schlaffe und aufgeschwemmte Muskulatur kann ebenfalls zu einer Instabilität der Wirbelsäule führen, weil sie nicht in der Lage ist, die Wirbel in der richtigen Position zu halten. Psychisch steckt manchmal Resignation oder ein Mangel an Lebensfreude dahinter: die innere wie äußere Spannung lässt nach. Wenn die Muskeln schlapp machen, sind zum Beispiel gymnastische Kräftigungsübungen hilfreich.

Wird die Rückenmuskulatur jedoch trainiert und gekräftigt, ohne dass eine vorhandene Wirbelverschiebung vorher korrigiert wurde, können die Muskeln den Wirbel danach noch fester in seiner Fehlstellung einzementieren. Dagegen bewirken Stretching-Übungen manchmal eine Überdehnung der Bänder, was nach Ansicht Dieter Dorns zu lockeren Gelenken führen kann. Deshalb rät er zumindest nach einer Dorn-Behandlung für einige Wochen dringend von Stretching ab, damit sich die Bänder wieder kräftigen können.

Häufige chiropraktische Behandlungen, bei denen sehr ruckartig gearbeitet wird, können die Bänder ebenfalls überdehnen, was auf Dauer eine negative Auswirkung auf die Stabilität der Wirbel

---

Tipp: Kräftigendes Massageöl

6 Teile Olivenöl

1 Teil Zinnkraut-Tinktur

1 Teil Johanniskraut-Tinktur

1 Teil Ringelblumen-Tinktur

Alle Teile gut miteinander vermischen und über längere Zeit auf sich schwammig anfühlende Muskeln auftragen, bis sie fester werden.

Übung zur Kräftigung der Rückenmuskulatur

Lassen Sie sich im Vierfüßlerstand auf dem Boden nieder. Die Unterschenkel und Knie liegen auf der Erde auf, wobei Ober- und Unterschenkel einen rechten Winkel bilden. Mit den Handflächen stützen Sie das Gewicht des Oberkörpers ab, sie ruhen senkrecht unter den Schultern auf dem Boden. Die Ellenbogen sind leicht gebeugt, das Gewicht ist auf alle vier Gliedmaßen gleichmäßig verteilt. Schauen Sie nach unten in Richtung Boden und versuchen Sie während der ganzen Übung, die Wirbelsäule möglichst gerade zu halten und nicht durchsacken zu lassen.

Strecken Sie jetzt das linke Bein und den rechten Arm gleichzeitig waagrecht aus, sodass sie gemeinsam mit dem Rücken parallel zum Boden einen gerade Linie bilden. Zählen Sie langsam bis sieben, während Sie ausatmen. Dann senken Sie den Arm und das Bein wieder ab in die Ausgangsstellung, entspannen sich kurz und zählen während des Einatmens wieder bis sieben. Wiederholen Sie die Übung nun mit dem rechten Bein und dem linken Arm und zählen Sie wieder bis sieben, während Sie die gestreckte Position halten und ausatmen. Üben Sie beide Positionen je dreimal. Schieben Sie die Wirbelsäule langsam hoch zu einem Katzenbuckel, ehe Sie sich wieder ganz aufrichten.

haben kann. Sanfter sind die Dorn-Methode und die Osteopathie, die allerdings von der Schulmedizin noch weniger anerkannt sind als die Chiropraktik.

Dieter Dorn setzt bei aufgeschwemmter Muskulatur auch an der Wirbelsäule an, indem er versucht, eventuell gequetschte Nieren- und Blasennerven freizulegen, was seiner Auffassung nach das Einrichten des zehnten und elften Brustwirbels und des dritten Lendenwirbels erfordern kann.

Saunabesuche und tiefes Atmen, das den Körper mit mehr Sauerstoff versorgt, machen die schlaffe Muskulatur ebenfalls wieder straffer. Innerlich kann einer schlaffen Muskulatur durch die Ernährung auf die Sprünge geholfen werden. Dabei ist ausnahmsweise sogar der oft verpönte Kaffee willkommen und heilsam. Auf Alkohol sollte man jedoch auch bei schlaffen Muskeln lieber verzichten. Hilfreich sind entwässernde Tees wie etwa Zinnkraut- oder Lindenblüten-Tee, die getrunken oder für die äußerliche Anwendung dem Badewasser zugesetzt werden.

Als kräftigendes Massageöl kann bei sehr lockerer Muskulatur Olivenöl zum Beispiel mit Johanniskraut-, Zinnkraut-, Ringelblumen- und Arnikatinktur verwendet werden.

Die Gelenke

Zwei oder mehrere Knochen werden durch Gelenke beweglich verbunden. Die Knochen sind an dieser Stelle mit einer Knorpelschicht überzogen, damit sie nicht aneinander scheuern können und Stöße abgefedert werden. Die Knorpelschicht am Knie zum Beispiel ist wegen der starken Druckbelastung bis zu fünf Millimeter dick.

Zwischen den so geschützten Knochenteilen liegt der Gelenkspalt, der als zusätzliche Pufferzone dient und mit Gelenkschmiere ausgefüllt ist. Sie ölt das Gelenk wie ein technisches Schmiermittel und nährt den Knorpel. Abgesondert wird die Gelenkschmiere durch die Gelenkkapsel. Diese bildet die Verbindung der Knochenenden und besteht aus einem Bindegewebe. Sie umhüllt und stabilisiert das Gelenk und schließt den Gelenkspalt nach außen hin dicht ab.

Schleimbeutel im Inneren der Gelenkkapsel sorgen für die Beweglichkeit des Gelenks, die dehnbaren Gelenkbänder halten die

Knochen außen zusammen. Sie ermöglichen gemeinsam mit den Sehnen und Muskeln alle Bewegungsabläufe, begrenzen sie aber auch. Bewegungen über diese Sperre hinaus sind kaum möglich. Dadurch kann das Gelenk bei normalen Bewegungen keinen Schaden nehmen.

Dieter Dorn richtet mit seiner Methode nicht nur die Wirbel, sondern auch die Gelenke ein. Denn verschobene Gelenke können nicht nur schmerzen, sondern auch – etwa im Fall des Hüftgelenks und der Knie- und Fußgelenke – zu einem Beckenschiefstand und einer Verschiebung der Wirbelsäule führen.

Kugelgelenke

An der Hüfte und an der Schulter sind die Knochen durch Kugelgelenke miteinander verbunden. Beim Hüftgelenk ruht ein fast kugelförmiger Gelenkkopf in einer tiefen, stark geformten Gelenkpfanne als Gegenstück, die ihn zu mehr als der Hälfte umschließt. Der Gelenkkopf ist nicht senkrecht am oberen Ende des Oberschenkelknochens angewachsen, sondern setzt seitlich zur Körpermitte hin verschoben am Knochen an. Das Gelenk ist durch den Schenkelhals in einem Winkel von etwa 45 Grad mit dem Oberschenkel verbunden. Rund um den Oberschenkelhals laufen schraubenförmig die stabilsten Bänder des Körpers.

An der Schulter ist das Gegenstück zum kugeligen Schultergelenk – im Gegensatz zur nach innen stark gebogenen Gelenkpfanne der Hüfte – sehr flach geformt. Neben dieser fast senkrecht stehenden Gelenkfläche wird das Gelenk vom äußeren Ende des Schlüsselbeins und von einer Knochenleiste des Schulterblattes begrenzt. Festgehalten wird es vor allem durch die Kraft der Muskeln. Wirkt überraschend eine große Zugkraft auf das Schultergelenk ein, kann es leicht ausgerenkt werden. Auch das Grundgelenk jeder Zehe und jedes langen Fingers ist eine Art

Kugelgelenk. Kugelgelenke haben einen größeren Bewegungsradius als Ei- oder Sattelgelenke. Die Arme und Beine können in den Kugelgelenken kreisen, nach vorne und hinten angehoben und seitlich angehoben und abgesenkt werden.

Eigelenke

Etwas weniger Bewegungsfreiheit ermöglicht ein so genanntes Eigelenk, das durch einen ovalen Gelenkkörper und eine elliptische Mulde gebildet wird. Das Handgelenk und das Gelenk zwischen dem Schädel und dem ersten Halswirbel, dem Atlas, sind Eigelenke.

Sattelgelenke und Scharniergelenke

Bei den Sattelgelenken wie den Hand-, Fuß- und Kniegelenken sind Auf- und Abbewegungen und Seitwärtsbewegungen möglich. Das kompliziert aufgebaute Kniegelenk ermöglicht ein Kreisen des Unterschenkels um die eigene Längsachse. Im Kniegelenk treffen der Oberschenkelknochen und das Schienbein aufeinander. Dazwischen liegt der faserige Meniskus als Stoßdämpfer. Schien- und Wadenbein sind beweglich miteinander verbunden und bilden gemeinsam den Unterschenkel. Die Bewegungen des Kniegelenks werden vor allem durch vier starke Bänder – die Kreuz- und Seitenbänder – unterstützt, die das Gelenk auch stabilisieren.

Das Sprunggelenk zwischen Fuß und Unterschenkel setzt sich aus einem Scharniergelenk (oberes Sprunggelenk) zum Auf- und Abbewegen des Fußes und einem Drehgelenk (unteres Sprunggelenk) zusammen. Letzteres ist nicht ganz so beweglich wie ein Kugelgelenk, ermöglicht aber kreis- bis ellipsenförmige Bewegungen beim Fußkreisen.

Andere manuelle Therapien

Spezielle Handgriffe zum Einrichten verschobener Wirbel oder Gelenke wurden bereits in der Antike und im alten China angewendet, zum Beispiel, um Rückenschmerzen zu kurieren. Ende des 19. Jahrhunderts entwickelte Andrew Taylor-Still daraus die osteopathische Medizin, David D. Palmer begründete darauf die Chiropraktik.

Chiropraktik: Mit dieser Handgrifftechnik werden Gelenke und die Wirbelsäule ruckartig eingerenkt. Dabei ist meist ein deutliches Knacken hörbar, das aber keine Schmerzen verursacht. Zu häufige Anwendungen können die Sehnen und Bänder dehnen und dadurch überbeweglich machen. Schadhafte Blutgefäße in der Halswirbelsäule können bei zu heftigen Behandlungen reißen, was lebensgefährliche Folgen haben kann. Bei Menschen ab 50 Jahren, deren Gefäße nicht mehr so elastisch sind wie bei jüngeren Menschen, sollten deshalb keine chiropraktischen Behandlungen der Halswirbelsäule durchgeführt werden.

Osteopathie: Mit dieser Methode werden auf sanfte Art die Gelenke und die Wirbelsäule behandelt. Mit den Fingerkuppen wird auf harte Muskeln Druck ausgeübt, um sie zu entspannen. Darüber hinaus werden Gelenke behutsam in die eingeschränkte Bewegungsrichtung bewegt und die Gelenkflächen dadurch auseinandergezogen, um den Spielraum des Gelenks zu vergrößern. Auch kurze, impulsartige Griffe können im Rahmen der Osteopathie vorgenommen werden.

Die Mittelhandknochen sowie die Mittelfußknochen sind Röhrenknochen, die durch Sattelgelenke verbunden sind. An der Daumenwurzel sitzt ein weiteres Sattelgelenk. Das Ellenbogengelenk ist ein Scharniergelenk. Deshalb kann der Arm nur auf und ab bewegt werden. Der Ellenbogen wird durch den Oberarmknochen sowie Elle und Speiche des Unterarms gebildet. Das Daumenmittel- und Daumenendgelenk, die Mittel- und Endgelenke der Finger und Zehen sowie das Kiefergelenk sind ebenfalls Scharniergelenke.

Gründe für herausgerutschte Gelenke

Durch überdehnte Bänder ist es möglich, dass die Gelenke aus ihrer richtigen Position rutschen und sich verschieben. Gründe für Verdrehungen und Verrenkungen von Gelenken und für die Überdehnung der Bänder können Unfälle, Entzündungen der Gelenkenden (Arthritis) und angeborene Schäden sein. Aber auch jahrelange schlechte Bewegungsangewohnheiten belasten die Gelenke. Dorn warnt vor dem Sitzen mit übereinander geschlagenen Beinen, weil dies die Kniegelenke extrem belastet. Werden die Knie um mehr als 90 Grad gebeugt, können die Bänder ebenfalls stark überdehnt werden. Dadurch können sich die Gelenke beim Ausstrecken des Beines verkanten und verdrehen. Die Sprunggelenke und ihre Bänder werden in Mitleidenschaft gezogen, wenn man beim Sitzen die Füße um die vorderen Stuhlbeine schlingt. Auch Dehnungsübungen vor dem Sport wirken sich manchmal negativ aus. Das Hüftgelenk kann sich dabei in der Gelenkpfanne verkanten und findet dadurch nicht mehr in die richtige Position zurück. Was den Muskeln und Sehnen zum Aufwärmen dient, ist für die Gelenke nicht immer das Beste.

Der Einfluss der Meridiane

Die fernöstliche Medizin behandelt den Organismus unter anderem über die Meridiane. So bezeichnet sie die Energieleitbahnen an der Oberfläche und im Inneren des Körpers. In ihnen fließt die Lebensenergie Qi (früher auch häufig Chi geschrieben). Dieter Dorn fand im Zuge seiner Arbeit heraus, dass er unbeabsichtigt diese Meridiane und ihre Druckpunkte – die Akupunktur- und Akupressurpunkte – mitbehandelt. Dadurch bringt er die Energie in diesen Leitbahnen wieder besser zum Fließen.

Als er nach mehreren Wirbelsäulenbehandlungen von überraschenden Spontanheilungen an verschiedenen Organen hörte, zu denen über die Spinalnerven keine Verbindungen bestehen, entdeckte Dieter Dorn den Zusammenhang mit dem Meridiansystem. Knieschmerzen verschwanden, nachdem beim Wirbeleinrichten der Blasenmeridian – etwa 1,5 Zentimeter links und rechts der Wirbelsäule – mit in den Genuss der Behandlung kam. Er verläuft weiter abwärts über die Knie bis zu den kleinen Zehen. »Ich habe auch schon festgestellt, dass der Körper nicht richtig entgiftet hat, wenn Wirbel verschoben waren und auf den Blasenmeridian gedrückt haben«, erzählt Dieter Dorn seinen Schülern.

Auch der Gallenblasenmeridian passiert zahlreiche Gelenke, die durch die Dorn-Methode mitbehandelt werden. Das Hüftgelenk liegt ebenso auf seinem Weg wie das Sprunggelenk, die Zehengelenke, aber auch das Schultergelenk und sogar der Kopf. Kein Wunder also, dass das Einrichten der Gelenke und damit die Behandlung des Gallenblasenmeridians manchmal sogar Kopfschmerzen zum Verschwinden bringen kann.

Meridianverläufe
(Rückenansicht)

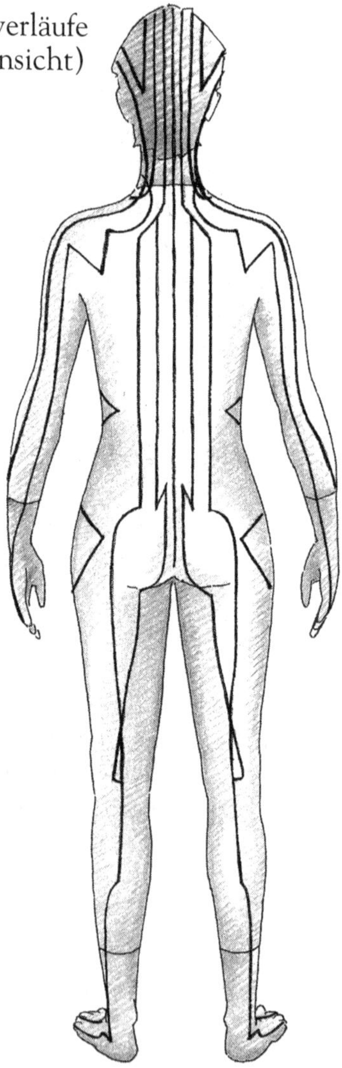

Die Hauptmeridiane

Es gibt zwölf Hauptmeridiane. Sie werden vor allem bestimmten Organen zugeordnet und nach ihnen benannt. Insofern spricht man vom Herzmeridian, vom Lungen-, Leber-, Milz- oder Milz-Pankreas-Meridian, vom Nieren-, Dickdarm-, Dünndarm-, Gallenblasen-, Magen- und Blasenmeridian.

Die so genannten Yin-Meridiane – die erste Hälfte der Aufzählung – werden den Speicherorganen zugeordnet, die danach angeführten Yang-Meridiane den Hohlorganen. Je ein Yin- und ein Yang-Meridian liegen einander gegenüber – etwa auf der Innen- und Außenseite der Arme oder der Beine – und bilden ein Meridianpaar, das zusammenarbeitet.

Dazu kommen noch der Kreislauf-Sexus-Meridian, der auch manchmal als Herzbeutelmeridian oder Pericardmeridian (in Anlehnung an die englische Form) bezeichnet wird, und der Dreifache Erwärmer. Der Dreifache Erwärmer ist für die Energieverteilung im Körper zuständig. Unter dem Dreifachen Erwärmer versteht man in der Traditionellen Chinesischen Medizin ein Organsystem, das aus den drei großen Körperhöhlen Brustraum, Bauchraum und Unterleib besteht. Es balanciert unter anderem das Zusammenspiel von Lunge, Milz, Nieren, Dünndarm und Blase aus.

Der Dreifache Erwärmer ist an allen wichtigen Prozessen im Organismus beteiligt, an der Atmung, der Blutzirkulation, der Verdauung und der Ausscheidung.

Die Sonderleitbahnen

Ergänzt werden diese zwölf Hauptmeridiane durch acht Sonderleitbahnen wie etwa den »Direktor« und den »Gouverneur«. Während die anderen Meridiane auf beiden Körperseiten verlaufen, nehmen der »Direktor« und der »Gouverneur« Sonderstellungen ein. Der »Direktor« läuft vom Schambein über die vordere Mittellinie des Körpers den Bauch und die Brust entlang aufwärts bis zur Unterlippe. Er wird auch »Zentralgefäß«, »Konzeptionsgefäß« oder »Dienergefäß« genannt, ist wichtig für den Unterleib und koordiniert die Yin-Meridiane.

Der »Gouverneur« oder »Lenkergefäß« bzw. »Gehirn-Meridian« entspringt ebenfalls im Unterleib, in der Beckenhöhle im Dammbereich. Er verläuft über das Steißbein und das Rückgrat hoch bis über die Schädeldecke und endet über der Oberlippe im Zahnfleisch. Sämtliche Behandlungen, die an den Dornfortsätzen ansetzen, beziehen also den »Gouverneur« mit ein. Dadurch können etwa Kopfschmerzen oder Zahnschmerzen in der oberen Zahnreihe unbeabsichtigt gelindert werden.

Zwischen den Zähnen und dem Meridiansystem bestehen ebenfalls enge Verbindungen und über diesen Umweg auch zwischen den Zähnen und Wirbeln. Ein Zahn hängt jeweils mit drei aufeinander folgenden Wirbeln zusammen – etwa der Weisheitszahn mit den ersten drei Halswirbeln und damit in weiterer Folge unter anderem mit Gehirn, Ohr und Auge. Insofern können auch schlechte Zähne Beschwerden in weit von ihnen entfernten Körperteilen auslösen, auch in den Organen oder an der Wirbelsäule.

Ebenso können Organ- oder Wirbelsäulenprobleme auch Zahnprobleme verursachen. »Die Wirbelsäule ist nicht immer der Urheber von Beschwerden«, sagt Dieter Dorn, »aber doch sehr, sehr oft.«

Unerwartete Spontanheilungen, die sich durch die Mitbehandlung der Meridiane ergeben können, bedeuten allerdings nicht, dass man komplexe Organprobleme nur oder alleine über die Behandlung mit der Dorn-Methode von einzelnen Punkten an der Wirbelsäule heilen kann. Die teilweise äußerst beeindruckenden Ergebnisse Dieter Dorns und seiner Schüler sind eher zufällig als geplant.

Die Meridiane

*Die folgenden 12 Meridiane bilden zusammen mit dem Lenker-
und dem Dienergefäß die wichtigsten Leitbahnen. Auf ihnen finden sich eine Vielzahl von bedeutenden Akupunkturpunkten:*

Lungenmeridian   *Blasenmeridian*

Dickdarmmeridian   *Nierenmeridian*

Magenmeridian   *Kreislauf-Sexualität-Meridian*

Milz-Pankreas-Meridian *Dreifacher-Erwärmer-Meridian*

Herzmeridian   *Gallenblasenmeridian*

Dünndarmmeridian   *Lebermeridian*

Eine genaue, auch schulmedizinische Diagnose der Beschwerden
ist auf jeden Fall unerlässlich, um eventuell notwendige andere
Behandlungen nicht zu versäumen oder zu verzögern.

Akupunktur als Ergänzung zur Dorn-Methode

Dieter Dorn selbst kombiniert nicht bewusst die Akupunktur und
Akupressur mit seiner Wirbelsäulenmethode. Einige seiner Schüler bringen allerdings diesen Ansatz in die Arbeit ein.

Die wichtigsten Wirkungen, die der Akupunktur zugeschrieben
werden, sind die Schmerzlinderung, eine vegetativ ausgleichende
Wirkung und die Stärkung des Immunsystems. Die klassische Traditionelle Chinesische Medizin kennt 361 Akupunkturpunkte,
aufgereiht wie Perlen auf den Meridianen an der Körperoberflä-
che. Der menschliche Körper ist allerdings auch im »Kleinformat«
auf den Fußsohlen, den Handflächen und im Ohr »abgebildet«.
Dort liegen Reflexzonen und Akupressur- sowie Akupunkturpunkte, über die man den ganzen Körper behandeln kann.

Bildhaft kann man sich einen zusammengerollten Embryo auf

die Ohrmuschel projiziert vorstellen. Der Kopf liegt in Höhe des Ohrläppchens, die angezogenen Beine entsprechen dem oberen Teil des Ohrs. Das Rückgrat des Embryos liegt neben dem Ohraußenrand – hier sind auch die Akupunkturpunkte für die Wirbelsäule. Wer die Außenränder der Ohren massiert, entspannt – der Theorie der Ohrakupunktur und -akupressur zufolge – damit gleichzeitig die Wirbelsäule.

Auch druckempfindliche Stellen oder Schmerzen auf der Fußsohle können Aufschluss über Wirbelsäulenprobleme geben. Schmerzende große Zehen deuten auf Probleme mit der Halswirbelsäule hin, die Fußballen stehen in Zusammenhang mit der Brustwirbelsäule, und die Innenseiten der Fersen sind mit der Lendenwirbelsäule verbunden.

Forschungsarbeiten in diesem Zusammenhang haben eine Vielzahl von neuen Punkten an den Ohren und Fußreflexzonen entdeckt, was die Zahl der bekannten Akupunkturpunkte mittlerweile auf über 2000 in die Höhe trieb. Eine gründliche, von einer Fachgesellschaft anerkannte Akupunkturausbildung ist deshalb für seriöse Therapeuten ein absolutes Muss.

Die Skepsis der Schulmedizin

Trotz aller Erfolge der Traditionellen Chinesischen Medizin und der Dorn-Methode stehen zahlreiche Schulmediziner diesen Ansätzen noch skeptisch gegenüber. Denn herauspräparieren kann man sie nicht, die Meridiane, sie sind im grobstofflichen Bereich nicht sichtbar – was die Energieleitbahnen für die Medizin schwer fassbar und beweisbar macht.

In der Traditionellen Chinesischen Medizin kennt man sie allerdings schon jahrtausendelang, und Behandlungen, in die das Meridian-System einbezogen wird, sind für immer mehr Menschen Teil einer bewährten Erfahrungswissenschaft.

Äußere und innere Haltung

Jede innere Haltung zeigt sich in der äußeren Körperhaltung. Das schlägt sich auch in unserer Sprache nieder. »Aufrechte« und »aufrichtige« Menschen gibt es da, »geradlinige« Menschen »mit Rückgrat«, aber auch »Buckler« und »Kriecher«. Die Wirbelsäule lenkt unsere Aufmerksamkeit auf das Thema »Aufrichtigkeit«, auf das Ringen um die eigene Linie und Ehrlichkeit mit anderen und sich selbst. Es geht darum, sich für Überzeugungen »gerade zu machen« und für das eigene Tun »gerade zu stehen«. Haltungsschäden – wie das Wort so schön sagt – lenken den Blick auf die Frage, mit welcher inneren Haltung wir uns selbst schaden.

Das Thema »Aufrichtigkeit« kam für den Menschen durch seine äußere Aufrichtung ins Leben, meint Dr. Rüdiger Dahlke, Psychotherapeut und Arzt mit Schwerpunkt Psychosomatik sowie Autor von Büchern wie *Krankheit als Sprache der Seele*. Ein gebeugter Rücken ist für ihn oft auch ein Hinweis auf ein gebeugtes oder gebrochenes Kind im Inneren. Angst, Anspannung und Kummer äußern sich spür- und sichtbar über die Körperhaltung. Hochgezogene Schultern sind eine Schutzgeste bei Angst, der Rücken wird gepanzert, die Muskeln spannen sich an. Zuviel Last und Verantwortung zu tragen beugt den Rücken – und den Menschen. Der Volksmund spricht von der »Angst im Nacken«, von »zu viel am Hals haben« oder von »Hartnäckigkeit«, was auch die psychosomatische Medizin mittlerweile aufgegriffen hat. Psychisch bedingte unnatürliche Körperhaltungen wirken sich mit der Zeit meist schmerzhaft in Form von Beschwerden aus, diese belasten wiederum die Psyche – ein Teufelskreis.

Halt und Haltung

Äußere Haltung und innerer Halt haben oft einen Zusammenhang. Innerlich haltlosen Menschen fehlt es zuweilen an äußerer Haltung und Körperspannung. Bei extremen Haltungsproblemen stellt sich manchmal auch die Frage nach dem nötigen »Rückhalt« im Leben. Zu viel psychische Anspannung durch Lebensumstände, die bedrücken, kann sich in Form von körperlicher Belastung bemerkbar machen, die schmerzhaft die Bandscheiben beanspruchen. Der Körper zwingt uns letztlich zu mehr Ruhe, wenn wir sie uns selbst nicht gönnen. Entscheidend ist aber auch der Umgang mit Belastungen. Empfinde ich mein Leben, meine Arbeit als Last? Was ist für mich unerträglich? Was drückt mich nieder? Wie könnte ich mich entlasten? Und: Ist das, was ich tue, wirklich meine Lebensaufgabe?

Für Dr. Rüdiger Dahlke sind die weichen Bandscheiben und die knöchernen Wirbel wie Yin und Yang – die Pole von weiblicher und männlicher Kraft. In *Krankheit als Sprache der Seele* schreibt er über den Bandscheibenvorfall: »Was an Weichem, Weiblichem zwischen die Mühlen des Harten, Männlichen geraten ist, dem Druck nachgegeben hat und in Form von Schmerzen um Hilfe schreit, schneiden Orthopäden in bester Absicht weg. Dann kann es nicht mehr weh tun, ist die bestrickende Logik. Das Problem ist damit aber nicht aus der Welt geschafft, sondern nur beseitigt. Im Bandscheibenvorfall ist die Tendenz, zunehmendem Druck zur Seite auszuweichen, verkörpert.« Eine Theorie, die von anderen Schulmedizinern als reine Spekulation bezeichnet wird, aber zumindest eine Überlegung wert ist.

Der Körper als Dolmetscher der Seele

Begleitend zu einer körperlichen Therapie kann eine Auseinandersetzung mit den psychischen Entsprechungen der Beschwerden sehr erkenntnis- und hilfreich sein. Inwieweit entspricht mir meine innere und damit äußere Haltung? Ist sie wirklich meine, oder habe ich sie mir aufzwingen lassen?

Solange innere Diskrepanzen nicht gelöst sind, verweigert auch der Körper manchmal eine gesündere äußere Haltung. Eingerichtete Wirbel springen immer wieder heraus, wie das Dieter Dorn schon häufig erlebt hat, wenn das eigentliche, innere Thema der Beschwerden nicht erkannt wird. Denn die Krankheit will uns etwas sagen, der Körper ist ihr Übersetzer, der Dolmetscher der Seele. Und erst, was sich innerlich neu ausrichtet, lässt sich auch äußerlich wieder einrichten.

Will etwa der zehnte Brustwirbel partout nicht in Position bleiben, kann das – tatsächlich oder im übertragenen Sinn – auf ein Nierenproblem hinweisen, weiß Dieter Dorn. In diesen Fällen stellen sich Fragen wie: Was geht mir an die Nieren? Was macht mir – etwa auf der Beziehungsebene – so große Angst? Fragen haben die Tendenz, sich selbst zu beantworten. Manchmal reicht die Auseinandersetzung mit einer Frage, die man sich noch nie gestellt hat, und die Antwort ist plötzlich und ganz unvermutet da.

Wie die Methode funktioniert

Krumm ging er hinein, gerade wieder heraus. So wie Dieter Dorn selbst erleben auch etliche andere Menschen die erste Begegnung mit der Dorn-Methode. Ein paar geübte Griffe – gewusst wie – und der Hexenschuss ist kuriert. Zwar wirkt nicht jede Dorn-Behandlung so schnell und spektakulär, doch die jahrelange Erfahrung zeigt: Sie ist effektiv. Der Trick der nahezu schmerzlosen Methode: Wirbel und Gelenke werden eingerichtet, während sie in Bewegung sind. Wesentlich für den bleibenden Erfolg sind das Zusammenspiel zwischen der Behandlung durch den Therapeuten und zu Hause selbst durchgeführten Übungen.

Von Fall zu Fall – eine Erfolgsgeschichte

Ingrid Tiefbrunner litt seit langem unter Hüftschmerzen. Die Suche nach den Ursachen gestaltete sich mühevoll – ihr Orthopäde hatte nun festgestellt, dass die Länge ihrer Beine sich um zwei Zentimeter unterschied. Daraufhin schlug er ihr vor, den Schuh des kürzeren Fußes doppeln zu lassen. Ein höherer Absatz würde zumindest das Becken wieder gerade rücken und die Schmerzen in ihren Hüften lindern.

Ungern entschloss sie sich zu diesem Schritt – wer mag schon mit so dicken Klumpschuhen herumlaufen –, da erzählte ihr eine Freundin von der Dorn-Methode. »Also gut«, meinte Ingrid Tiefbrunner, »diesen einen Versuch starte ich noch«, und fuhr von Österreich zu Dieter Dorns Basis-Seminar nach Deutschland. Ein Wochenende und einige Selbstbehandlungen später war es vollbracht: Ihre Beine waren wieder gleich lang, und sie blieben es auch. Ingrid Tiefbrunner sagte den Termin beim Orthopäden ab.

Der Grund für den Beinlängenunterschied war ein verrutschtes Hüftgelenk. Ingrid Tiefbrunner befand sich damit in guter Gesellschaft, denn der Großteil der Menschen, die sich mit der Dorn-Methode behandeln lassen, haben ungleich lange Beine aufgrund eines verschobenen Gelenks. Auch die Schmerzen in den Hüften und am Rücken verschwanden durch die Behandlung und die Selbsthilfe-Übungen.

Begabte Nachfolger

Heute »be-handelt« Ingrid Tiefbrunner selbst nach der Dorn-Methode und gibt die Übungen weiter. Sie zählt zu Dieter Dorns begabtesten Schülerin und wurde von ihm auch weiterempfohlen. Eine Ehre, die nicht jedem zuteil wird, der ein Dorn-Seminar besucht. Dieter Dorn empfiehlt nur jene weiter, bei denen er ein besonderes Händchen für seine Methode entdeckt. Griffe kann man lernen, das richtige Gespür für eine Sache kaum. Deshalb ist für Dieter Dorn das Praktizieren seiner Methode auch mit einer Gabe dafür verbunden, die seinen Schülern in die Wiege gelegt wurde – oder auch nicht.

Mit all jenen, die durch seine Methode nur abkassieren möchten und stundenlang ohne Gefühl ihre Klientel quälen, möchte der »Knocheneinrichter« aus dem Allgäu nichts zu tun haben. Von diesen Schülern distanziert er sich, sie findet man nicht auf seiner Empfehlungs-Liste.

Ingrid Tiefbrunner bringt durch ihre eigene Geschichte die Liebe zur Dorn-Methode, die nötige Überzeugungskraft im Umgang mit ihren manchmal übungsunwilligen Klienten und das gefühlvolle Verständnis für deren Beschwerden mit. Mittlerweile haben auch ihre Schüler Erfolge zu verzeichnen, darunter Robert Bagehr aus Wien: »Eines Tages kam eine Frau zu mir, die unter Schwindelanfällen und tauben Armen litt. Ich habe ihr die Hüftgelenke eingerichtet, und als sie vom Behandlungstisch aufstand, haben sich die Brustwirbel von selbst wieder eingerichtet. Ihre Beschwerden waren von einer Sekunde auf die andere verschwunden, und sie konnte zum ersten Mal nach drei Jahren wieder Auto fahren.«

Dieter Dorn selbst berichtet von erstaunlichen Fällen, wie etwa einem Patienten, dessen Rachenhöhle chronisch entzündet war. Er litt unter andauernder Heiserkeit. Nach dem Einrichten des fünften Halswirbels verschwand die Heiserkeit innerhalb von zwei Wochen. Auch bettnässende Kinder waren häufig nach nur einer Dorn-Behandlung spontan »trocken«. Dieter Dorn richtete ihnen den zehnten und elften Brustwirbel ein, die »Verbindungsglieder« zu den Nieren und Harnröhren.

Sanft behandeln von Fuß bis Kopf – eine Übersicht

Ein Haus wird von unten nach oben gebaut, vom Keller bis zum Dach. Auf einem stabilen Fundament ruht fest und unverrückbar der Giebel.

Nach dem selben Prinzip geht auch die Dorn-Methode vor. Wenn die Beine und das Becken – als Fundament – sich nicht in Schräglage befinden, stehen auch die Wirbel – als tragende Säulen oder Wände des Hauses – eher gerade, und der Kopf – das krönende Dach – kommt nicht ins Rutschen.

Der erste Schritt

Die Ursache sehr vieler Rückenschmerzen liegt in den Beinen. Sitzt das Hüftgelenk nicht optimal in seiner Pfanne, kippt das damit verbundene Becken in Schräglage und die Wirbelsäule schlingert. Die Statik des »Hauses« stimmt dann einfach nicht mehr, die tragende Säule steht schief.

Aus diesem Grund werden vor der Wirbelsäulen-Behandlung die Beinlängen verglichen und die Hüft-, Knie- und Sprunggelenke eingerichtet.

Auch wenn keine Verkürzung der Beinlänge festzustellen ist, werden hier die Gelenke eingerichtet, da es auch zu Positionsveränderungen auf beiden Seiten kommen kann, die dann zwar nicht zu sehen, wohl aber in ihren Wirkungen zu spüren sind.

Der zweite Schritt

Das Becken ist über das Kreuzbein und der Brustkorb über die Brustwirbel mit der Wirbelsäule verbunden. Befinden sich Becken und Brustkorb nicht in der korrekten Lage, verrutschen folglich auch die einzelnen Wirbel aus ihrer eigentlich vorgesehenen Position. Genauso können verschobene Wirbel sich umgekehrt auf die richtige Stellung von Becken und Brustkorb negativ auswirken.

Der zweite Schritt bei der Dorn-Methode ist deshalb das sanfte Einrichten und Korrigieren des Beckens und des Brustkorbs.

Der dritte Schritt

Ist das Fundament schließlich in der Waage, kann weiter an den stützenden Elementen des Hauses gebaut werden. Auch hier gilt wieder: Ziegel halten nur, wenn man sie von unten nach oben übereinander schichtet. Keine Wand wird von oben nach unten errichtet.

Bei der Dorn-Methode wird die Wirbelsäule von unten nach oben, Wirbel für Wirbel, mit den Händen ertastet und bei Verschiebungen wieder neu eingerichtet. Dabei unterstützen die Klienten die Behandlung, indem sie die Wirbel »mobilisieren«. Das passiert ganz automatisch, wenn ein Bein oder ein Arm pendelnd geschwungen oder der Kopf gedreht wird.

Sind die einzelnen Wirbel über die Muskulatur, die Sehnen und Bänder so in Bewegung gebracht, können sie ganz leicht und schmerzfrei wieder in die richtige Lage, ihre ursprüngliche Position, gerückt werden.

Der vierte Schritt

Wie Fensterflügel im Fensterstock in der Wand hängen auch die Arme an der Wirbelsäule, verbunden durch die Schulterblätter, Schlüsselbeine und das Schultergelenk samt all seinen Sehnen, Bändern und Muskeln. Eine schiefe Aufhängung macht sich auch hier ganz deutlich bemerkbar.

Nach der Korrektur der Wirbel werden auch alle Gelenke der Arme einer Prüfung unterzogen und bei Bedarf mit sanftem Druck und schmerzfrei neu positioniert, von den Schulter- über die Ellenbogen- und Handgelenke bis zu den einzelnen Fingergelenken.

Der fünfte Schritt

Auf einer geraden Stütze ruht das Dach samt Dachfenstern im Lot. Auch hier sollten die Scharniere nicht klappern und wackeln wie beim Kiefergelenk.

Als letzter Schritt der Dorn-Behandlung folgt das Einrichten des Kiefers, falls er verschoben oder ausgerenkt ist. Das kann leichter passieren, als man denkt – etwa bei Untersuchungen wie der Magenspiegelung oder einem Zahnarztbesuch. Da die Dorn-Methode jedoch in erster Linie Hilfe zur Selbsthilfe ist, kann der Kiefer nach einer sachkundiger Anleitung auch leicht im Alleingang wieder eingerichtet und eingehängt werden.

Der sechste Schritt

Ist das Haus fertig gebaut, wird der Verputz aufgezogen und der Anstrich gemacht, damit es auch lange hält und schön aussieht. Und die stolzen Besitzer sollten ihr neues Heim hegen und pflegen und darauf Acht geben, damit es in Form bleibt, und nicht

gleich wieder mit dem Vorschlaghammer auf die Mauern ein-
schlagen. Wer fängt schon gerne ständig aufs Neue zu bauen an –
außer vielleicht einige Baumeister?

Auch das Haus, das der Körper für uns ist, der »Tempel unserer
Seele«, will nach der Dorn-Theorie gehegt und gepflegt werden.
Einige Verhaltensregeln – zum Beispiel das Vermeiden einseitiger
Belastungen – und die regelmäßig auszuführenden Selbsthilfe-
Übungen helfen dem Körper, sich in der neuen geraden Form zu
stabilisieren. Wie der Zement zwischen den Ziegeln des Hauses
trocknen muss, um den Wänden Festigkeit zu verleihen, müssen
sich auch die Muskeln, Sehnen und Bänder des Bewegungsappa-
rates an die neue aufrechte Lage der Wirbelsäule gewöhnen, die
sie beim Stützen unterstützen.

Behandlung
Schritt für Schritt

Geradlinigkeit auf allen Ebenen ist der Schlüssel zur Schmerzfreiheit. Diese Philosophie steckt in der Arbeit Dieter Dorns. Wer nicht in der Mitte ist und schief auf ungleich langen Beinen durch die Welt stapft, spürt das häufig in den Hüftgelenken und der Wirbelsäule.

Deshalb wird durch die Dorn-Therapeuten zuerst ein Beinlängenunterschied korrigiert, ehe Becken und Brustkorb eingerichtet werden. Danach wird die Wirbelsäule – Wirbel für Wirbel – mit viel Fingerspitzengefühl abgetastet und wieder gerade gerückt. Die Gelenke der Arme und des Kiefers machen die Dorn-Fremdbehandlung perfekt. Und zu guter Letzt folgen Selbsthilfe-Übungen als »Hausaufgabe« – die Hilfe zur Selbsthilfe.

Ein Seminar bei Dieter Dorn

Im Seminarhaus in Amtzell in Baden-Württemberg herrscht eine gespannte Atmosphäre. 6 Männer und 16 Frauen sind angereist, um den Namensgeber der Dorn-Methode höchstpersönlich einen Tag lang in Aktion zu erleben.

Das Schulungshaus wirkt freundlich und einladend. Dicht gedrängt sitzen die Teilnehmer in drei Stuhlreihen Dieter Dorn gegenüber. Manchmal ergänzt durch seinen Partner und Manager Günther Groß, trägt er am Vormittag vor allem eine geballte Ladung Theorie vor: von Anatomie – vom Skelett bis zum Nervensystem des Menschen – über die möglichen Zusammenhänge der Wirbel mit verschiedenen Gesundheitsstörungen bis zu psychosomatischen Überlegungen. Die Seminarteilnehmer schreiben fleißig mit, und als ersten Ausflug in die Praxis erfahren sie vier der Selbsthilfe-Übungen.

Nach dem Mittagessen im nahen Gasthof geht es ans Eingemachte: die Behandlung nach der Dorn-Methode. Die Gruppe schart sich rund um Dieter Dorn an seinem Behandlungstisch. Er zeigt alle Griffe persönlich, lässt die Teilnehmer selbst üben, kontrolliert gemeinsam mit Günther Groß die ersten Behandlungsversuche und steht als Ansprechpartner bei Fragen Rede und Antwort. Das eintägige Basis-Seminar fordert alle bis an die Grenzen ihrer Aufnahme- und Leistungsfähigkeit. Keine Zeit zum Verschnaufen, eine Information jagt die andere.

Der erste Schritt: die Beinlänge

Der Beginn jeder Dorn-Behandlung ist die Suche nach den Wurzeln der Beschwerden. Und die liegen nicht immer in der Wirbelsäule, sondern häufig in den Beingelenken. Am Beginn der Diagnose nach Dorn steht deshalb immer die Überprüfung der Beinlängen.

Der Beinlängentest

Dieter Dorn bittet eine der Teilnehmerinnen, es sich in Rückenlage auf der Massageliege bequem zu machen. Mit beiden Händen fasst er unter die Absätze ihrer Schuhe, drückt mit den Daumen gegen die Fersen und legt die Finger über Knöchel und Rist. In dieser Position grätscht Dieter Dorn die gestreckten Beine der Frau leicht, hebt sie hoch, bis sie sich in einem Winkel von etwa 60 Grad zur Unterlage befinden, und schließt sie ungefähr auf seiner Augenhöhe wieder. Dabei drückt er weiterhin mit den Daumen auf ihre Fersen, sodass das Gesäß der Behandelten gegen den Massagetisch gepresst wird, und schiebt ihre Fußspitzen etwas auseinander. Nun ist es für alle deutlich an den Absätzen zu erkennen: Die Beine sind unterschiedlich lang. Die Differenz beträgt etwa einen Zentimeter.

»Ohne Schuhe würde man den Beinlängenunterschied nicht so deutlich sehen«, erklärt Dieter Dorn, »denn die Fersen sind rund, und unser Augenmaß ist nicht so exakt. Der gerade Absatz erleichtert den Test. Deshalb messen wir die Beinlängen mit den Schuhen an den Füßen. Außerdem ist so der Unterschied auch für den Patienten und die Patientin besser sichtbar, wodurch sie leichter von der Notwendigkeit zu überzeugen sind, die Selbsthilfe-Übungen konsequent durchzuführen.« Bei etwa 80 Prozent der Menschen, die zur Dorn-Behandlung kommen, sind die Beine ungleich lang. Die Differenz beträgt oft zwei bis drei Zentimeter, kann aber in Ausnahmefällen auch größer sein.

Gründe für unterschiedliche Beinlängen

In den seltensten Fällen sind angeborene asymmetrische Beine, Unfälle, Operationen und Ähnliches bei Menschen, die zur Dorn-Therapie kommen, die Gründe für unterschiedliche Beinlängen. Beim Großteil der Fälle wird die Beinlängendifferenz durch ein herausgerutschtes Hüftgelenk verursacht, darüber hinaus auch durch verschobene Knie- oder Sprunggelenke.

Vor allem überdehnte oder erschlaffte Bänder an den Gelenken sind die Ursache dafür. Sitzt man etwa mit übereinander geschlagenen Beinen und wippt noch dazu mit dem oberen Fuß, wird Druck auf das Hüftgelenk ausgeübt. Dadurch kann es sich verschieben. Beim Aufstehen halten die Muskeln das Gelenk in der verschobenen Position fest, wobei der Oberschenkelknochen etwas aus der Hüftpfanne rutschen kann, was nicht immer gleich weh tun muss. Langes Sitzen in tiefen Sesseln oder Autositzen und häufige einseitige Belastungen – zum Beispiel gestrecktes Bücken auf nur eine Seite – können sich ebenfalls auf die Hüftgelenke auswirken und in weiterer Folge zu einem Beckenschiefstand führen.

Werden die Kniegelenke häufig stärker als im rechten Winkel gebeugt, zum Beispiel beim Fersensitz, kann das eine Überdehnung der Bänder zur Folge haben, wodurch das Gelenk an Halt verliert und herausrutscht. Die Sprunggelenke leiden ebenfalls unter einer Überdehnung, wie sie laut Dieter Dorn zum Beispiel vorkommt, wenn die Füße beim Sitzen um die Stuhlbeine geschlungen werden.

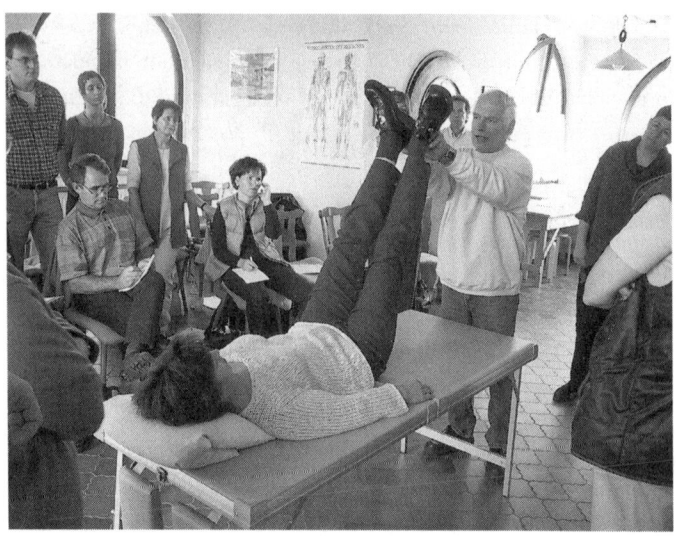

Sind die Beine ungleich lang, stimmt die Statik des knöchernen Stützapparates nicht mehr. Das Becken steht schief, die Wirbelsäule passt sich an, Wirbel verschieben sich, und in der Folge können Rückenschmerzen vom Kreuzbein bis zum Kopf entstehen. Das gegenüberliegende, mehr belastete Bein und die Hüfte können schmerzen, Arthrosen, Ischiaserkrankungen und Verspannungen entstehen. Orthopädisch versucht man meist, unterschiedliche Beinlängen durch zwei verschieden hohe Absätze auszugleichen. Das kürzere Bein wird künstlich verlängert, was jedoch nichts an der Ursache der Beinlängendifferenz ändert.

Dieter Dorn geht einen anderen Weg. Er schiebt mit einigen schmerzlosen Handgriffen (siehe Seite 85) das herausgerutschte Gelenk in die ursprüngliche Position, wodurch sich das längere Bein wieder dem kürzeren anpasst. Die Folge ist lediglich manchmal ein leichter Muskelkater, weil sich Muskeln und Bänder an die neue Lage des Gelenks gewöhnen müssen.

Einige zu Hause durchzuführende Selbsthilfe-Übungen sorgen dafür, dass das eingerichtete Gelenk auch tatsächlich in der richtigen Position bleibt. Außerdem sollten Dehnungsübungen und größere Anstrengungen einige Tage lang vermieden werden, weil sich auch dadurch die Gelenke verschieben können.

Sind beim ersten Beinlängentest die Beine gleich lang, kann das auch bedeuten, dass Gelenke an beiden Beinen verschoben sind. Deshalb werden in jedem Fall alle Gelenke eines Beines eingerichtet und danach noch einmal die Beinlängen getestet. Ist das behandelte Bein jetzt kürzer, müssen auch die Gelenke des anderen Beines eingerichtet werden.

Die Korrektur der Beinlängendifferenz

Der Großteil der Beinlängenunterschiede der Menschen, die zur Dorn-Therapie kommen, ist auf eine Vergrößerung des Gelenkspaltes im Hüftgelenk und überdehnte Bänder in diesem Bereich zurückzuführen. Deshalb beginnt Dieter Dorn mit der Korrektur dieses Gelenks.

Die Kursteilnehmerin auf der Massageliege muss dafür ein Bein senkrecht nach oben strecken und mit der Hand den Knochen des Oberschenkels festhalten, der knapp unter der Pobacke durch die Muskel- und Hautschicht spürbar ist. Dieter Dorn schiebt von oben das gestreckte Bein in Richtung Hüfte und bewegt es dann – mit leichtem Druck gegen den Widerstand der Hand – in die Waagrechte, bis es wieder auf der Unterlage liegt. Danach überprüft er wieder die Beinlängen.

Noch hat sich nichts an der Beinlängendifferenz der Kursteilnehmerin geändert. Dieter Dorn arbeitet sich zum Kniegelenk vor. Mit einer Hand greift er von innen unter die Wade, mit der anderen von außen unter die Ferse und winkelt das Bein im rechten Winkel an. Danach drückt er den Fuß sanft in Richtung Knie-

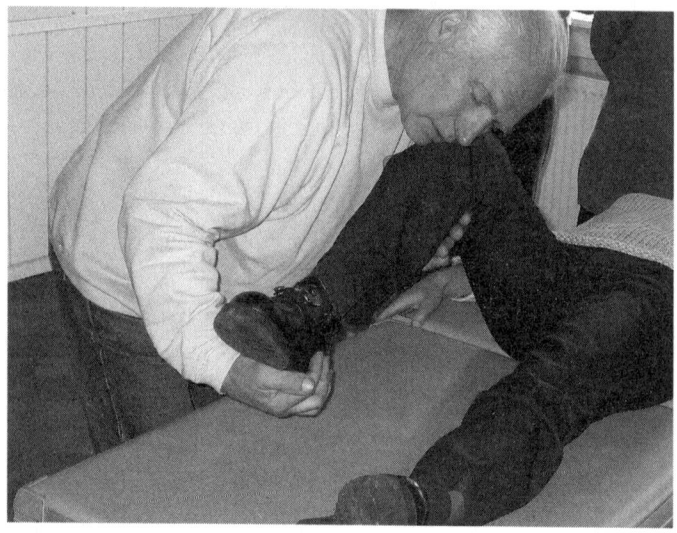

gelenk, legt die Wange auf das Knie und übt – gegen den Widerstand seiner Hand an der Wade – Druck auf die Kniescheibe aus. Dabei streckt er das Bein, bis es wieder gerade auf der Unterlage liegt. Jetzt werden wieder die Beinlängen gemessen – und siehe da: Die Beine sind gleich lang!

Dieter Dorn gibt sich aber noch nicht mit dem Erfolg zufrieden. Der Vollständigkeit halber wird auch das Sprunggelenk am Fuß noch eingerichtet. Zur Unterstützung hebt die Kurspatientin im Liegen die Fußspitze an, bis sie senkrecht nach oben zeigt. Dorn drückt mit einer Hand von unten gegen die Ferse und zieht mit der anderen die Fußspitze zu sich, bis sie mit dem Bein eine gerade Linie bildet. Die Übung kann auch einmal mit nach innen und einmal mit nach außen gerichteter Fußspitze durchgeführt werden. Noch einmal der Beinlängentest: Es hat sich nichts verändert. Die beiden Beine sind nach wie vor gleich lang.

Bei der Korrektur des Beinlängenunterschieds wird nicht mit

vollem Krafteinsatz, sondern lediglich mit leichtem bis mittelstarkem Druck gearbeitet – je nach der Statur des Menschen auf dem Behandlungstisch. Durch die Bewegung des Gelenks beim Einrichten kann es sanft und meist schmerzfrei wieder in die richtige Position geschoben werden.

Verschobene Beingelenke müssen meist mehrmals korrigiert werden, bis sie sich in der neuen Lage stabilisiert haben. Dafür hat Dieter Dorn die Selbsthilfe-Übungen entwickelt (siehe auch Kapitel *Die Selbsthilfe-Übungen*, Seite 107 ff.), die mehrmals täglich, zum Beispiel nach einer Autofahrt, nach dem Reiten, nach längerer Schreibtischarbeit, nach Yoga-Übungen etc., durchgeführt werden sollen. Nach ein bis zwei Wochen haben sich die Bänder und Muskeln meist an die neue Position des Gelenks gewöhnt und halten es stabil in der richtigen Lage.

Der zweite Schritt: Becken und Brustkorb

Dieter Dorn bittet die nächste Kursteilnehmerin zum Behandlungstisch. Sie legt ihren Pullover ab und schiebt die Hose ein wenig nach unten, damit die Untersuchung der Beckenlage deutlicher sichtbar wird. Stehend und nach vorne gebeugt stützt sie sich auf dem Massagetisch ab, während Dieter Dorn mit beiden Daumen die Beckenschaufeln an der Oberseite des Beckens ertastet und an ihnen entlangfährt. Seine Finger zeigen zueinander, und an den Handflächenkanten lässt sich ablesen, wenn eine Seite des Beckens höher steht als die andere. Auch ein nach vorne oder hinten gekipptes Becken lässt sich ertasten beziehungsweise auch mit einem geschulten therapeutischen Blick von oben – die Wirbelsäule entlang – entdecken. Das Becken der Kursteilnehmerin ist leicht verschoben, die rechte Seite ragt weiter nach hinten als die linke.

Das Kreuzbein

Die untersten Teile der Wirbelsäule – das Kreuzbein und das Steißbein – liegen zwischen den Beckenschaufeln. Das Kreuzbein ist durch knorpelige Gelenke links und rechts mit diesen flachen Beckenteilen verbunden. Auch Kreuz- und Steißbein können sich verschieben oder verkanten, zum Beispiel bei einer Beinlängendifferenz und einem Beckenschiefstand. Das Kreuzbein kann zum Beispiel am Übergang zur Lendenwirbelsäule nach hinten herausrutschen, auf einer Seite oder auf beiden Seiten – auch in unterschiedlicher Höhe – herausragen und zusätzlich noch verdreht sein.

Der heftige Ischias-Schmerz ist meist eine Folge der Schrägstellung des Kreuzbeins. Durch diese Schrägstellung entsteht eine große Spannung im Bereich des Gelenks zwischen Kreuz- und Darmbein – dem Iliosakralgelenk, durch das das Kreuzbein mit dem Becken verbunden ist und das nach hinten herausspringen kann. Die Muskeln verhärten sich und halten das verschobene Gelenk fest, um eine noch stärkere Verschiebung zu verhindern. Die verkrampften Gesäßmuskeln klemmen den Ischiasnerv ein, und die Sehnen und Bänder verändern ebenfalls ihre Spannung. All das führt zu den schmerzhaften Ischias-Beschwerden.

Dieter Dorn führt die Untersuchung des Kreuzbeins mit Hilfe der Kursteilnehmerin vor, die wiederum mit hüftbreit gegrätschten Beinen, leicht gebeugt und abgestützt, vor ihm steht. Mit beiden Daumen drückt er in die Grübchen links und rechts neben dem Kreuzbein. Seine Daumen zeigen dabei zueinander, die Finger ruhen auf den Hüften der Frau. Liegt ein Daumen höher als der andere, deutet das auf eine Verschiebung des Kreuzbeins hin. Außerdem fühlt Dorn eine Handbreit tiefer – am oberen Ende der Pofalte – links und rechts vom Ansatz des Steißbeins nach einer Verschiebung des Gelenks. Tastet man sich links und rechts der in diesem Bereich zusammengewachsenen Dornfortsätze – also dem Knochenkamm in der Mitte der Kreuzbein-Platte entlang – wieder hoch, wird spürbar, ob eine Seite des Kreuzbeins tiefer im Körper liegt als die andere.

Das Becken einrichten

Dieter Dorn fordert die Kursteilnehmerin auf, in ihrer nach vorne gebeugten Position mit dem linken, gestreckten Bein aus der Hüfte heraus vor- und zurückzuschwingen. Dadurch werden die Beckenmuskeln in Bewegung versetzt, was sich die Dorn-Methode zunutze macht. Wird die rechte Beckenseite eingerichtet, schwingt das linke Bein, bei der linken Beckenseite das rechte Bein.

Während die Übungspatientin ausdauernd mit ihrem linken Bein schlenkert, drückt Dieter Dorn mit seiner rechten Hand gegen die rechte Beckenschaufel und hält mit seiner linken Hand an der linken Vorderseite des Beckens dagegen. »Manchmal ist es notwendig, sich mit dem ganzen Körper dagegen zu lehnen und ordentlich Druck zu machen«, erklärt er.

Die richtige Atmung unterstützt die Therapie: »Wenn wir drücken, halten wir die Luft an, um unsere volle Kraft einsetzen zu können. Der Patient oder die Patientin atmet gleichzeitig aus. Erst danach atmen wir aus.«

Reicht die Kraft nicht aus, um das Becken wieder in die richtige Lage zu bringen, kann der Patient oder die Patientin auch mit der Selbsthilfe-Übung am Türstock die Beckenschaufeln selbst einrichten. Auch dabei muss das gegenüberliegende Bein schwingend in Bewegung gehalten werden, während man sich mit dem Becken gegen den Türstock lehnt (siehe auch Kapitel *Die Selbsthilfe-Übungen*, Seite 118).

Auch das Kreuzbein wird über die Beckenschaufel eingerichtet, die mit dem Kreuzbein verbunden ist. »Das Kreuzbein selbst darf nicht weggedrückt werden, und schon gar nicht ruckartig. Dabei besteht Verletzungsgefahr«, warnt Dorn. Lediglich am Ansatzpunkt des Steißbeins wird direkt gearbeitet.

Dieter Dorn verwendet zur Mobilisierung des Kreuzbeins und der Lendenwirbel auch manchmal einen Lauftrainer – ein Gerät, auf dem der Patient vorne abgestützt stehen und beide Beine gleichzeitig bewegen kann. »Das Kreuzbein lässt sich leichter korrigieren, wenn sich beide Beine bewegen. Außerdem fehlt bei der einseitigen Bewegung oft die richtige Atmung«, stellt Dorn fest.

Den Brustkorb einrichten

Einseitige Belastungen – zum Beispiel das Tragen schwerer Gegenstände – können sich nicht nur auf das Becken, die Gelenke und die Wirbelsäule auswirken, sondern auch auf den Brustkorb. Ist er verschoben, wird das durch die Stellung der Schulterblätter und der Schlüsselbeine deutlich. In diesem Fall ragt ein Schulterblatt weiter nach hinten als das andere oder ein Schlüsselbein weiter nach vorne.

Um den Brustkorb wieder einzurichten, muss sich der Patient oder die Patientin setzen und mit beiden Armen gegenläufig aus den Schultergelenken heraus schwingen. Die Dorn-Therapeuten drücken gleichzeitig mit der flachen Hand auf das Schulterblatt, das weiter herausragt, und erzeugen mit der anderen Hand im Bereich des Schlüsselbeins auf der Vorderseite des Körpers leichten Gegendruck. Auch zu diesem Griff gibt es eine Selbsthilfe-Übung, die ohne fremde Unterstützung an einem Türstock durchgeführt werden kann.

Der dritte Schritt: die Wirbelsäule

Je weicher die Rückenmuskulatur, desto besser sind die Dorn- und Querfortsätze an der Wirbelsäule fühlbar. Wer Massagekenntnisse besitzt, kann vor dem Abtasten der Wirbel händisch die Muskulatur lockern. Dieter Dorn selbst greift zu einem hölzernen und mit Strom betriebenen Massagegerät. Der vibrierende runde Vorderteil massiert innerhalb von ein paar Minuten die verspannten Schultermuskeln der Kursteilnehmerin weich, die vor Dieter

---

Tipp: Weißkohl gegen harte Muskeln

Ist die Muskulatur extrem hart – etwa bei Ischias-Beschwerden –, wirkt manchmal ein altes Hausrezept Wunder: ein Weißkohlblatt, das über Nacht aufgelegt wird. Es soll die Säure aus dem Muskel ziehen und ihn dadurch wieder weich machen, was den Schmerz lindern kann. Damit das Kohlblatt nicht verrutscht, fixieren Sie es am besten mit einer Mullbinde.

Dorn sitzt. »Die Massage macht auch die Längsbänder entlang der Wirbelsäule elastisch. Dadurch sind die Wirbel nicht nur leichter mit dem Daumen zu ertasten, sondern auch einfacher hineinzudrücken«, erklärt er der Gruppe.

Das Abtasten der Wirbelsäule

Etwas Öl entlang der Wirbelsäule aufgebracht erleichtert das Fühlen von Wirbelverschiebungen. Der Daumen flutscht beim Abtasten förmlich über das Gewebe, außerdem wird die Haut geschont. Auch bei der Untersuchung des Kreuzbeins kann Öl verwendet werden, um das Ertasten einer Verschiebung zu erleichtern. Bei sehr kalter Muskulatur, etwa im Winter, wirkt Fichtennadelöl erwärmend. Im Sommer kann auch das kühlende Melissenöl verwendet werden. Dieter Dorn empfiehlt auch Johanniskrautöl, wie man es auch für die Breuß-Massage verwendet. Diese die Wirbelsäule dehnende und die Bandscheiben nährende Massage wird häufig in Kombination mit der Dorn-Methode angeboten (siehe Kasten Seite 97).

Nachdem das Öl auf und neben der Wirbelsäule verteilt wurde, beginnt das sorgfältige Abtasten der Dornfortsätze. Dieter Dorn arbeitet sich Wirbel für Wirbel von unten nach oben vor. Dabei steht seine Kurspatientin wieder vornüber gebeugt und stützt sich auf dem Massagetisch ab. Dadurch werden die Wirbel besser fühlbar und können in weiterer Folge auch leichter eingeschoben werden, als wenn er mit einer Hand den Oberkörper der Patientin stützen müsste. Wenn dann die Wirbel der Brust- und Halswirbelsäule an die Reihe kommen, kann die Kursteilnehmerin auf einem Stuhl Platz nehmen.

Langsam fährt Dieter Dorn mit seinen Daumen links und rechts der tastbaren Dornfortsätze – dem Rückgrat – entlang hoch. »Die Länge der Fortsätze sagt nichts aus«, erklärt er den Kursteilnehmern, »sie sind oft ungleich lang. Das betrifft auch die Querfortsätze. Manchmal ist ein Dornfortsatz schräg nach unten gewachsen, mancher ist schmaler, mancher dicker – wie bei einem Geweih. Auf die Spitzen der Dornfortsätze kann man sich nicht verlassen.« Ertastet er eine Asymmetrie oder Unebenheit, überprüft Dieter Dorn auch die Stellung der Querfortsätze: »Erst wenn alle drei Fortsätze dasselbe sagen, ist eine Verschiebung des Wirbels wahrscheinlich.«

Oft wird die Breuß-Massage (siehe dazu auch Seite 97) nach der Dorn-Therapie angewendet, was Dieter Dorn für kontrapro-

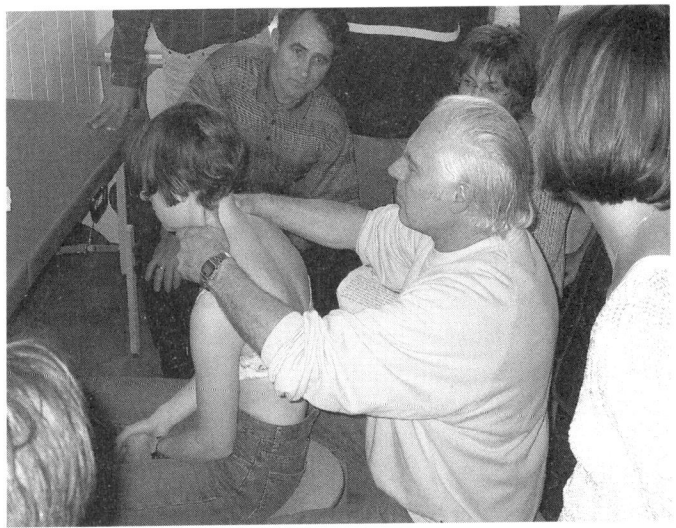

duktiv hält. Nach dem Einrichten verschobener Wirbel mit der Dorn-Methode soll sich die Muskulatur in der neuen Position kräftigen. Deshalb empfiehlt Dieter Dorn alle entspannenden

Tipp: Johanniskrautöl selbst gemacht

Frisch gepflückte Johanniskrautblüten werden in eine Flasche gefüllt, bis diese voll ist. Dann wird die Flasche mit kalt gepresstem Olivenöl in bester Qualität aufgefüllt – das kalt gepresste Ergebnis der ersten Pressung ist am hochwertigsten. Die Flasche wird gut verschlossen und in die Sonne gestellt, wo sie drei bis sechs Wochen lang bleibt. Der Inhalt muss jeden Tag vorsichtig geschüttelt werden, bis das Öl eine rote Farbe annimmt. Dann erst kann es abgesiebt und als pflegendes und beruhigendes Massageöl verwendet werden.

Massagetechniken – also auch die Breuß-Massage – als Vorbereitung auf die Dorn-Therapie.

Ebenfalls vor der Behandlung angeraten sind entspannende Bäder, Fangopackungen, Meditationen, Hypnose, Tai Qi, Qi Gong, Yoga (ohne Lotussitz), Fitness- und Gymnastikübungen und Ähnliches.

Ergänzende Therapieformen, die nach der Dorn-Methode angewendet werden können, sind zum Beispiel Akupunktur, Akupressur, Fußreflexzonenmassage, die Behandlung mit Homöopathie und Bach-Blüten, psychologische Beratung, Ernährungsberatung, Matratzenberatung etc.

Lenden- und Brustwirbel korrigieren

Wenn ein Wirbel aus der richtigen Position gerutscht ist, wird er mit den Daumen am Dornfortsatz wieder zurechtgerückt. Dieter Dorn arbeitet von unten nach oben. Sobald ein verschobener Wirbel beim Abtasten entdeckt wird, wird er wieder gerade geschoben.

Die Übungspatientin steht nach wie vor so wie bei der Untersuchung der Wirbelsäule – leicht gebeugt und mit den Armen auf dem Massagetisch vor ihr abgestützt. Ist ein Wirbel der Lendenwirbelsäule verschoben, wird er durch eine schwingende Beinbewegung mobilisiert. Während Dieter Dorn versucht, einen Wirbel mit leichtem Druck von rechts wieder einzurichten, schwingt sie unterstützend mit dem gestreckten linken Bein aus der Hüfte heraus vor und zurück.

Auch mit dem nach unten gestreckten Zeigefinger, der Handkante oder dem Ellenbogen können Wirbel im Bereich der Lenden- und Brustwirbelsäule in die richtige Position geschoben werden. Und zur Schonung besonders beanspruchter Therapeuten-Daumen wurde der hölzerne »Wirbeldrücker« konstruiert, der

ein wenig an ein Stopfholz zum Sockenstopfen erinnert. Damit
fährt man von unten nach oben die Muskelrinne zwischen den
Dorn- und Querfortsätzen entlang und schiebt die Wirbel wieder
in Position, während der Patient bzw. die Patientin die jeweiligen
Bewegungen zur Wirbelmobilisation macht. Ob das harte Holz die
sensible Therapeutenhand ersetzen kann, darüber scheiden sich
die Geister. Dieter Dorn arbeitet gerne damit und sieht auch sein
Gefühl dadurch nicht beeinträchtigt, andere Therapeuten bevor-
zugen die reine Handarbeit. Bei häufigen Dorn-Behandlungen
könne es allerdings zu Abnützungserscheinungen an den Daumen
des Therapeuten kommen, gibt Dorn zu bedenken.

Die Kursteilnehmerin nimmt einstweilen aufrecht sitzend auf
einem Stuhl Platz. Nun ist die Brustwirbelsäule an der Reihe, abtasten und einrichten. Während Dieter Dorn wiederum mit
leichtem Druck an den Dornfortsätzen verschobene Wirbel korrigiert, schwingt die Behandelte mit dem entgegengesetzten Arm
aus der Schulter heraus vor und zurück. Drückt Dorn rechts vom
Wirbel, schwingt sie links, drückt er links, schwingt sie rechts.
»Jede Bewegung sollte locker und mit Freude gemacht werden,
nicht verkrampft. Durch die Muskelbewegungen kommt auch der
Wirbel in Bewegung. Der Daumendruck hilft ihm, wieder in die
richtige Position zu finden. Er lenkt den Wirbel.«

Halswirbel korrigieren

Einen besonders sensiblen Umgang erfordert die Halswirbelsäule.
Hier sind die Wirbel und ihre Fortsätze viel zarter und empfindli-
cher als an der Brust- und Lendenwirbelsäule. Außerdem verläuft
durch eine senkrechte Öffnung in den Querfortsätzen eine Arterie, die für die Versorgung des Gehirns mit sauerstoffreichem Blut
eine wesentliche Rolle spielt. Sie kann bei starken, ruckartigen
Bewegungen reißen – und das ist lebensgefährlich.

Beim Einrichten der Halswirbel wird der Kopf leicht nach links und rechts gedreht. »Kuscheln Sie sich hinein in meinen Arm«, sagt Dieter Dorn zu einer Kursteilnehmerin, die ihm sitzend den Nacken entgegenhält. »Ich sage nie, dass man Nein-Bewegungen machen soll, weil die meist zu gefühllos und verkrampft ausfallen. Das ist kontraproduktiv. Kuschel-Bewegungen sind weicher und sanfter.« Dorn setzt immer auf die Mitarbeit der Patienten. In Büchern seiner Schüler wird manchmal propagiert, beim Abfühlen und Einrichten den Halswirbel mit einer Hand den Kopf des Patienten bzw. der Patientin zu drehen. Eine Technik, von der Dieter Dorn selbst nicht viel hält.

»Die Methode verändert sich, wenn viele sie weitergeben. Früher hat mich das geärgert.« Heute hat Dieter Dorn gelernt, damit zu leben, wenngleich unsensible Therapeuten zuweilen auch der Methode schaden.

Während die junge Frau so kuschelig wie möglich ihren Kopf dreht, stützt Dieter Dorn rechts mit seinem Unterarm ihren Hals. Mit Hilfe der flachen Daumenseite und sanftem Druck auf die linken Querfortsätze der verschobenen Wirbel bringt er diese wieder in ihre Urposition. »Alle Querfortsätze, die höher stehen als die anderen, müssen hineingeschoben werden«, erklärt er der Gruppe.

Ist der oberste Halswirbel, der den Kopf trägt, verschoben, verlangt das besonders viel Fingerspitzengefühl. Dabei lehnt sich die behandelte Kursteilnehmerin kuschelnd nach hinten gegen Dieter Dorns Finger, der zwischen dem rechten Querfortsatz und dem Dornfortsatz des Atlas leicht gegen den Wirbel drückt. »Dass die rechte Wirbelseite verschoben war, deutet auf eine Dehnung der Muskeln rechts im Nacken hin. Sie entsteht, wenn man häufig den Telefonhörer links zwischen Schulter und Ohr einklemmt«, warnt Dorn.

An der Halswirbelsäule wird nicht an den Dornfortsätzen gearbeitet. Sie sind hier auch schwerer zu ertasten als an der Brust-

und Lendenwirbelsäule. »Wird auf diese Art behandelt, kann keine Verletzung passieren«, sagt Dieter Dorn.

Respekt vor der Schmerzgrenze

Generell gilt, dass bei der Dorn-Methode immer nur bis zur Schmerzgrenze und nie darüber hinaus gegangen wird. Bei Entzündungen kann das Drücken einen leichten Schmerz verursachen, es sollte aber nie unangenehm sein.

»Schmerz ist ein Schrei der Seele, und Schmerz ist immer da, wo der Schaden am größten ist«, sagt Dieter Dorn. »Deshalb behandeln wir am Anfang nur, was weh tut. Wenn ich alle Verschiebungen gleich korrigiere, können nach der Behandlung noch mehr Schmerzen da sein«, plädiert Dieter Dorn für eine schonende Vorgangsweise, Schritt für Schritt. Richtet sich ein Gelenk oder ein Wirbel in der neuen Position ein, können – wie bei einer Kettenreaktion – an anderen Stellen Beschwerden auftauchen. Alles ist mit allem verbunden. Die neuen Symptome werden im Zuge eines weiteren Termins behandelt. »So bleiben die Menschen auch dran und machen ihre Selbsthilfe-Übungen weiter«, meint Dorn verschmitzt.

Mit Geschäftemacherei hat das für ihn nichts zu tun. Eine Behandlung dauert bei ihm meist nur zehn Minuten. Therapeuten, die zum Beispiel 50 Minuten lang behandeln, um mehr kassieren zu können, hält er für unseriös. »Bei zu langer Behandlung kann es außerdem zu Übelkeit kommen«, warnt Dorn.

Die Breuß-Massage

Diese entspannende Massagetechnik, die Wirbelsäule und Bandscheiben gut tut, wurde von Rudolf Breuß entwickelt. Der Vorarlberger entdeckte, dass Johanniskrautöl bis in die Bandscheiben vordringen und diese nähren kann. Sie nehmen es auf wie ein trockener Schwamm und quellen wieder auf. Die Behandlung dauert etwa eine halbe Stunde und besteht aus folgenden Schritten:

1. Schmerzprobe

Die zu behandelnde Person liegt entspannt und mit bis zum Gesäß entblößten Oberkörper in Bauchlage auf einem Massagetisch. Zuerst werden die Wirbel vorsichtig nach schmerzenden Punkten abgetastet. Außerdem ist zu klären, ob der Patient bzw. die Patientin an Osteoporose leidet. Je nach Stärke der Erkrankung sollte die Massage unterbleiben oder nur ganz sanft ohne jeglichen Druck durchgeführt werden.

Die Breuß-Massage darf keine Schmerzen verursachen.

2. Strecken

Die Wirbelsäule wird leicht gedehnt, indem die Finger der Massagehand gabelförmig gespreizt vom Steißbein bis zur Halswirbelsäule die Wirbel entlangwandern und sie mit leichtem Druck in Richtung Füße dehnen.

Die Fingerspitzen zeigen dabei zu den Füßen der behandelten Person. Auf dem Kreuzbein wird mit dem Handballen etwas Druck ausgeübt. Die zweite Hand liegt quer vor der Massagehand, um ein ruckartiges Abgleiten zu verhindern.

Das Strecken wird drei- bis sechsmal wiederholt.

3. Ölen

Ist die Wirbelsäule gedehnt, wird sie vom Steißbein bis zum Atlas mit Johanniskrautöl eingerieben.

4. Einrichten

Die Hände werden wie beim Strecken von unten nach oben gabelförmig über die Wirbelsäule geführt. Der erste Griff beginnt über dem Steißbein, die Hand streicht nach unten in Richtung Gesäß. Dann wandert die Fingergabel ein paar Wirbel höher und streicht wieder links und rechts entlang der Wirbelsäule sanft nach unten, ehe sie noch ein Stück höher ansetzt und so fort. Der letzte Strich beginnt im Genick.

In der Regel wird die Wirbelsäule mit vier bis acht Strichen eingerichtet.

5. Massage

Nun sind beide Hände Massagehände. Ihre Finger zeigen zum Kopf der zu behandelnden Person, während sie sich vom Kreuzbein bis zum Kopf mit kreisförmigen Massagestrichen die Wirbelsäule entlang nach oben vorarbeiten. Jeder Kreis oder besser jedes Oval beginnt beim Kreuzbein, führt nach außen und oben und entlang der Wirbelsäule wieder zurück zum Kreuzbein. Die Massagekreise werden langsam immer weiter nach oben ausgedehnt, bis sie schließlich vom Kreuzbein bis zum Nacken reichen.

Diese kreisförmigen Bewegungen werden ca. zehnmal wiederholt.

6. Ziehen

Die Finger beider Hände zeigen zum Kopf der behandelten Person, während sie von den Hals- bis zu den Lendenwirbeln links und rechts die Wirbelsäule entlang nach unten streichen. Die Zeigefinger beginnen tastend in der Genickgrube und fühlen im Nach-unten-gleiten Unebenheiten und Wirbelverschiebungen, die mit Hilfe der Mittelfinger sanft eingerichtet werden.

7. Papier auflegen

Nach diesem Vorgang wird die Wirbelsäule mit einem Seidenpapierstreifen, der über ihre ganze Länge reicht, abgedeckt. Er saugt auch das überschüssige Öl auf.

8. Magnetisieren

Nun streicht man etwa sechsmal vom Hals bis zum Gesäß in durchgehenden Bewegungen über das Seidenpapier. Jeder Strich wird kreisförmig in der Luft beendet. Dann wird das Papier höher, bis über den Kopf gelegt und mit beiden Händen schnell nach unten ausgestreift. Das Papier wandert magnetisch mit den Händen mit, bis es wieder in der ursprünglichen Position auf der Wirbelsäule liegt. Danach wird ein Handtuch über das Seidenpapier gelegt.

Die beiden Hände liegen nebeneinander auf der Lendenwirbelsäule, etwa eine Minute in jeder Position, und arbeiten sich so bis zum Hals hoch.

9. Strecken des Kreuzbeins

Nach dem Entfernen des Handtuchs und des Seidenpapiers wird das Strecken (Punkt 2) wiederholt.

10. Ruhe

Abschließend wird die zu behandelnde Person mit einem Handtuch und einer Decke zugedeckt und kann noch eine Viertel- oder halbe Stunde entspannt ruhen und die Behandlung nachwirken lassen.

Der vierte Schritt: die Armgelenke

Wo auch immer ein Gelenk im Körper sitzt, kann es sich verschieben – aber auch wieder eingerichtet werden. Schulter-, Ellenbogen-, Hand- und Fingergelenke zählen etwa dazu. Dieter Dorn führt vor, wie ein verschobenes Schultergelenk wieder in die ursprüngliche Lage gerückt werden kann:

Die sitzende Patientin winkelt ihren Arm im Ellenbogengelenk im 90-Grad-Winkel an, sodass der Unterarm senkrecht nach oben und die Handfläche zu ihr in Richtung Gesicht zeigt. Dieter Dorn steht hinter ihr und fasst mit seiner rechten Hand an ihren Ellenbogen, mit der linken an ihr Schultergelenk. Dann drückt er gleichzeitig auf den Ellenbogen und die Hinterseite der Schulter – die Schulter in Richtung Gelenk – und zieht den Arm am Ellenbogen während des Drückens langsam hinunter, bis er wieder am Körper anliegt.

Nach dem gleichen Muster wie die Schulter können auch verschobene Ellenbogen-, Hand-, Finger- und sogar Zehengelenke eingerichtet werden. Das Gelenk wird jeweils im rechten Winkel angewinkelt und mit Druck zum Gelenk hin gerade gestellt. Alle Armgelenke lassen sich auch leicht auf dieselbe Art durch die Selbsthilfe-Übungen einrichten. (Mehr dazu im Kapitel *Die Selbsthilfe-Übungen*, Seite 125).

Der fünfte Schritt: der Kiefer

Einen lockeren Kiefer kann man leicht auch selbst ertasten. Man legt dabei je drei Finger links und rechts auf das Kiefergelenk und bewegt den Kiefer, als würde man auf- und zubeißen. Eckt und schnalzt es im Gelenk, ist der Kiefer locker.

Durch eine Zahnarztbehandlung oder auch bei einer Magenspülung kann der Kiefer überdehnt oder sogar ausgehängt sein. Der Unterkiefer muss wieder fest in den Oberkiefer eingehängt werden, was am einfachsten in halb geöffneter Stellung möglich ist. Dazu öffnet die Testpatientin den Mund, beim Zubeißen drückt Dorn mit dem Handballen von unten den Kiefer hoch in Richtung Gelenk. Seine Finger liegen dabei auf den Wangen der Patientin.

Der sechste Schritt:
das Verhalten danach

Damit korrigierte Wirbel, Gelenke und das Becken in Position bleiben, sind einerseits die Selbsthilfe-Übungen wichtig, andererseits sollten einige Angewohnheiten unter die Lupe genommen werden. Dieter Dorn empfiehlt der Kurspatientin, deren rechte Beckenseite nach hinten verschoben war, beim Sitzen rechts eine Unterlage zu verwenden, etwa ein Sitzkissen. Vor allem für lange Autofahrten sei das ratsam. Außerdem solle sie sich in nächster Zeit nicht nach rechts bücken und nicht auf der linken Seite schlafen.

Das sind Ratschläge, die meist generell für Rechtshänder gelten, die zu Dehnungen der rechten Körperseite und damit zu Krümmungen der oberen Wirbelsäule nach rechts neigen. Schwere Gegenstände sollten in diesem Fall rechts getragen werden, das streckt die linke Körperseite. Beim Putzen mit hochgestrecktem rechten Arm verhilft ein ebenfalls hochgereckter linker Arm zu einer geraden Wirbelsäule. Und beim Griff zu Stielgeräten wie etwa dem Besen sollte bei Rechtshändern der rechte Arm vor dem linken greifen. Für Linkshänder gelten all diese Ratschläge natürlich auch – nur seitenverkehrt.

Beherzigt man diese Tipps, können sich die Muskeln und Sehnen wieder an die neue Lage des Beckens und der Wirbelsäule anpassen. »Auf dem Bauch oder auf dem Rücken zu liegen ist neutral und hat keine negativen Auswirkungen. Nur bei Problemen mit der Halswirbelsäule ist die Bauchlage manchmal nicht günstig«, erzählt Dorn.

Besonders anpassungsfähig und gut für die Halswirbelsäule sind Dinkel-Kopfkissen, die nur zu 70 Prozent befüllt sind. Der Kurs-

Dinkel-Kopfkissen

Dinkel-Kopfkissen können Sie inzwischen einfach bekommen. Oft bieten Reformhäuser die Bestellung von diesen gesunden Kissen an, aber auch in speziellen Matratzen- und Bettenfachgeschäften gehören die Kissen inzwischen zum Standardrepertoire. Sie sind auch sehr gut geeignet bei Ein- oder Durchschlafproblemen oder häufigen Kopfschmerzen. Auch Babys schlafen besser mit Dinkel-Kissen.

teilnehmerin, deren erster Halswirbel rechts herausgerutscht war, empfiehlt Dieter Dorn zur Dehnung der linken Halsseite, eine zeitlang auf dem Bauch und der linken Wange liegend zu schlafen. Hilfreich sei es für sie auch, den Computerbildschirm und Schreibvorlagen rechts statt links zu positionieren, meint Dorn.

Außerdem präsentiert er der Gruppe einen Sitzkeil aus Holz, der das Sitzen auf den Sitzknochen erleichtert, die Wirbelsäule gerade und die Hüftgelenke samt Becken in Position hält. Er ist 30 Zentimeter lang, 16 Zentimeter breit, 3,5 Zentimeter hoch und spitz zulaufend. »Beim Anlehnen an eine Stuhllehne ist die Wirbelsäule zwar auch gerade, das Becken aber meist gekippt«, erklärt Dieter Dorn den Unterschied. Statt des Sitzkeils kann notfalls auch ein festes Kissen verwendet werden.

Um eingerichteten Kniegelenken sowie ihren Sehnen und Bändern Erholung zu gönnen, sollte eine Überdehnung durch sehr starkes Abwinkeln – etwa beim Knien – vermieden werden. Das Gleiche gilt für die Sprunggelenke. Auch sie sollten nach der Behandlung nicht stark gedehnt werden.

War der Kiefer auf einer Seite ausgehängt oder locker, sollte man eine Zeit lang beim Essen auf der anderen, festen Seite beißen und nach allen Mahlzeiten ein bis zwei Wochen lang regel-

Unseriöse Therapeuten erkennen

Seriöse Therapeuten ...

● ... führen ein ausführliches Gespräch mit Ihnen und erkundigen sich nach vorliegenden Befunden und anderen Therapien. Sie fragen auch nach Ihrem Lebensumfeld, um die möglichen Ursachen Ihren Symptome ganzheitlich erklären zu können.

● ... geben Auskunft über ihre Ausbildung und Spezialisierung.

● ... erklären Ihnen die Methode, wenn Sie danach fragen.

● ... informieren Sie über die einzelnen Schritte der Behandlung.

● ... arbeiten nie über Ihre Schmerzgrenze hinaus.

● ... behandeln Sie nicht stundenlang. Die Dorn-Methode ist sehr effektiv. Zu langes Herumdrücken kann zu Kreislaufbeschwerden führen und dient manchmal nur zur Ausdehnung der oft teuren Behandlungszeit.

● ... legen die Kosten für die Behandlung offen.

● ... verlangen nicht von Ihnen, sofort Medikamente abzusetzen und andere Behandlungen aufzugeben, sondern arbeiten komplementärmedizinisch.

Unseriöse Therapeuten ...

● ... interessieren sich nicht für Befunde und andere Therapien, versprechen Ihnen aber sofort eine vollständige Heilung durch ihre Behandlung.

● ... können keinen Ausbildungsnachweis erbringen.

● ... wollen oder können Ihnen die Methode nicht erklären.

● ... informieren Sie nicht über die einzelnen Behandlungsschritte.

- … ignorieren Ihre Schmerzgrenze und behaupten, die Methode müsse etwas weh tun und unangenehm sein, um den gewünschten Erfolg zu bringen.
- … dehnen die Behandlungszeit endlos aus.
- … lassen Sie bezüglich der zu erwartenden Behandlungskosten im Unklaren.
- … verteufeln alle anderen Methoden und Therapien.

mäßig die Selbsthilfe-Übung zum Einrichten des Kiefers durchführen. Danach sind die gedehnten Bänder im Kiefer wieder neu gespannt.

Mögliche Begleiterscheinungen

Übelkeit oder Verkrampfung während der Therapie kann ein Zeichen für – teilweise unbewussten – Widerstand gegen die Behandlung sein. »Wenn sich der Patient oder die Patientin schief hinlegt, die Beine steif macht oder ausweicht, will er oder sie die Behandlung eigentlich nicht. Wenn sie freudig Arme und Beine schwingen und sich einkuscheln, dann wollen sie gesund werden«, spricht Dieter Dorn aus seinem jahrelangen Erfahrungsschatz. Wer Widerstände gegen die Therapie hat, nicht aus freien Stücken kommt, sondern von einem wohlmeinenden Menschen aus der Familie oder dem Freundeskreis geschickt wurde, ist nach Ansicht Dorns noch nicht reif für eine Heilung und auch meist nicht bereit, die Selbsthilfe-Übungen konsequent durchzuführen. Damit bleibt die Behandlung oft im Ansatz stecken.

Muskeln, Bänder und Sehnen haben die Tendenz, ihre gewohnte Spannung beizubehalten. Werden sie durch die ungewohnte Position eines korrigierten Beckens, Gelenks oder Wirbels gefordert bzw. gedehnt, können sie vorübergehend schmerzen. Wie bei einem Muskelkater vergehen diese Schmerzen allerdings meist innerhalb von drei Tagen wieder. Ist dies nicht der Fall, kann eine Nachbehandlung notwendig sein. Auf jeden Fall ist es dann sinnvoll, noch einmal nachzufragen, ob denn auch alles in Ordnung sei.

Durch die Behandlung werden auch Ablagerungen oder so genannte Schlackenstoffe gelöst, die sich oft über die Jahre in den Gelenken angesammelt haben. Sie müssen aus dem Körper geschwemmt werden, damit sich das Gelenk in der neuen Position fixieren kann. Dieter Dorn empfiehlt daher, unterstützend viel stilles Wasser oder ungezuckerten Kräutertee zu trinken.

Die Selbsthilfe-Übungen

Der Wille zur Gesundung und dazu etwas beizutragen ist ein wesentlicher Bestandteil von Heilung im Allgemeinen und der Dorn-Methode im Besonderen. Die Therapeuten können nur Anstoß geben, Wirbel und Gelenke lenken. Die Entscheidung für die Gesundheit und gegen die Krankheit trifft jedoch jeder selbst. Und wenn Körper, Seele und Geist dasselbe wollen, ist ein großer Sprung in Richtung Gesundung bereits erfolgt. Ein wesentlicher Schritt hin zur Eigenverantwortung und Mitwirkung am dauerhaften Heilerfolg ist die Durchführung der Dorn-Selbsthilfe-Übungen.

Ausdauer zeigt Wirkung

»Ich nenne meine Arbeit Dorn-Methode und nicht Dorn-Therapie. Denn die Therapie ist nur ein Teil der Methode. Wichtig ist
vor allem die Mitwirkung der Patienten und der Patientinnen.
Sie sind die Heiler und Heilerinnen, wir helfen nur.« Dieter Dorn
nimmt niemandem die Eigenverantwortung von den Schultern,
höchstens den schmerzhaften Druck eines verschobenen Schul-
tergelenks. Ohne Selbsthilfe-Übungen keine dauerhafte Besserung. Daran lässt der Wirbeleinrichter aus dem Allgäu keinen
Zweifel. Er verwehrt sich gegen ein Wunderheiler-Image und
sieht die Erfolge im Zusammenhang mit seiner Methode realis-
tisch.

Was Jahre braucht, um sich zu manifestieren – etwa ein verschobenes Hüftgelenk aufgrund ungesunder Bewegungsgewohnheiten –, dauert auch, bis es sich wieder löst und in einer anderen
Position fixieren lässt. Gelenke, Wirbel, Muskeln, Sehnen und
Bänder müssen erst wieder »lernen«, die neue oder besser: alte,
ursprüngliche Position einzunehmen und zu halten. Und sie brau-
chen dazu nicht nur die geübte Therapeutenhand, sondern auch
viel Unterstützung durch die Behandelten selbst. Schnelle Erfolge – wie etwa nach einem Hexenschuss – sind möglich, aber nicht
die Regel. Manchmal lässt sich ein Gelenk bereits nach einigen
Tagen nicht mehr aus der richtigen Bahn bzw. aus der Gelenks-
pfanne werfen, manchmal braucht ein Wirbel aber auch ein bis
zwei Wochen oder länger, um wirklich in Position zu bleiben.

Speziell die nur wenige Sekunden dauernden Selbsthilfe-Übungen für das Hüftgelenk sollten täglich so oft wie möglich gemacht
werden, um allen zusammenspielenden Körperteilen die optimale
Nachhilfe zu geben. Dieter Dorn empfiehlt 20- bis 30-mal am

Tag, 14 Tage lang. Bei Knie- und Sprunggelenken ist der Erfolg meist schon nach acht Tagen sichtbar. Besonders wirkungsvoll sind die Übungen vor dem Einschlafen, weil der Körper danach kaum in Bewegung ist und etliche Stunden Zeit hat, um sich zu stabilisieren. Die eingerichteten Wirbel und Gelenke bleiben allerdings erst dann andauernd in der richtigen Lage, wenn der muskuläre »Lernprozess« abgeschlossen ist.

Darüber hinaus sollten auch die Verhaltenstipps für die Zeit nach der Behandlung (siehe auch Kapitel *Behandlung Schritt für Schritt*, Seite 102) beherzigt werden, um den Erfolg nicht gleich wieder durch unbedachte Bewegungen oder Dehnungsübungen zunichte zu machen. »Bei anhaltend falschen Bewegungen ist die Dorn-Behandlung zwecklos«, stellt Dieter Dorn klar. Ebenso, wenn die Selbsthilfe-Übungen verweigert werden. Sie sind durchwegs sehr einfach, müssen aber konsequent durchgeführt werden. Dorns Ziel ist es nicht, die Patienten so oft wie möglich zur Behandlung zu bekommen, sondern ihnen ein Instrument in die Hand zu geben, mit dem sie selbst etwas zu ihrer Gesundheit beitragen können. Sie sind ein unverzichtbarer Teil der Dorn-Methode, aber: Sie ersetzen nicht die Erst-Therapie durch erfahrene Dorn-Therapeuten. Alle Übungen sollten entweder in einem Seminar oder von geschulten Menschen gelernt werden, um das richtige Gefühl dafür zu entwickeln und sich selbst keinen Schaden zuzufügen.

Selbsthilfe-Übungen für die Beine

Alle Übungen für die Gelenke der Beine können im Stehen durchgeführt werden, nur die Hüftgelenk-Übung ist stehend und liegend möglich.

Die Hüftgelenk-Übung

Diese Übung richtet das Hüftgelenk in der Gelenkpfanne am Becken ein. Sie sollte immer angewendet werden, wenn Sie gesessen oder gelegen sind und wieder aufstehen, etwa nach einer Autofahrt. Geübt wird immer mit beiden Beinen, auch wenn das Hüftgelenk nur auf einer Körperseite aus seiner Urposition gerutscht ist.

Machen Sie die Übung konsequent ein bis drei Wochen lang, bis sich das Hüftgelenk wieder stabilisiert hat. Der Erfolg ist allerdings davon abhängig, wie lange das Gelenk bereits verschoben war. Je länger die Muskeln, Sehnen und Bänder sich an die Fehlstellung angepasst hatten, desto länger dauert es auch, sie an die neue bzw. ursprüngliche Lage des Gelenks zu gewöhnen.

Übung in Rückenlage

Legen Sie sich ausgestreckt hin und heben Sie das rechte Bein so an, dass Ihr Knie und Ihr Hüftgelenk je einen Winkel von 90 Grad bilden. Der angehobene Unterschenkel ist dabei parallel zur Unterlage.

Drücken Sie mit den Fingern der rechten Hand im Bereich zwischen Oberschenkel und Gesäß in Ihr Muskelgewebe, bis Sie den Knochen spüren. Halten Sie diesen Punkt mit leichtem Druck fest, strecken Sie das Bein aus und senken Sie es gleichzei-

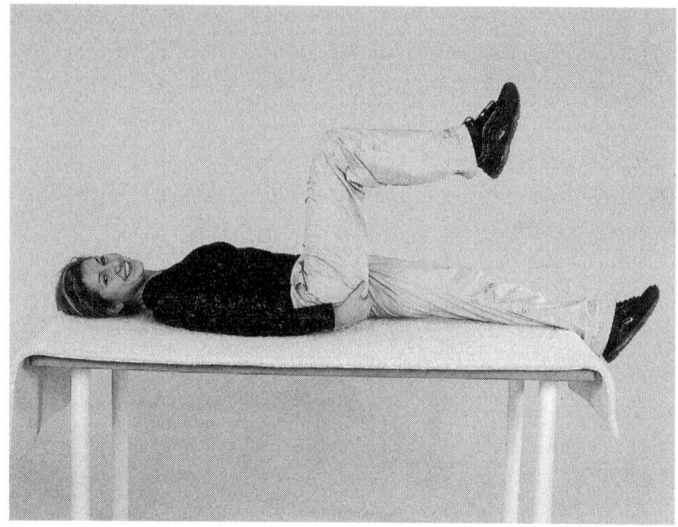

tig – gegen den Widerstand Ihrer Hand – ab, bis es wieder auf der Unterlage aufliegt.

Dann wiederholen Sie die Übung mit dem linken Bein und der linken Hand. Die Hüftübung im Liegen kann auch gleichzeitig mit beiden Beinen durchgeführt werden.

Übung im Stehen

Heben Sie das rechte Bein im rechten Winkel an und greifen Sie mit der rechten Hand an den Gesäßansatz. Fühlen Sie den Knochen am Übergang vom Oberschenkel zum Gesäß und halten Sie ihn mit leichtem Fingerdruck fest. Gleichzeitig senken Sie das Bein ab, bis es wieder gestreckt auf dem Boden steht.

Wiederholen Sie die Übung mit dem linken Bein und der linken Hand. Die Übung kann auch mit leicht nach außen gedrehten Beinen durchgeführt werden. Dafür heben Sie das Bein, leicht nach außen gespreizt, rechtwinkelig an, fassen wiederum an den Knochen unter der Pobacke, drehen das angewinkelte Bein zur Mitte und senken es dann langsam wieder ab.

Möglicherweise spüren Sie dabei sogar, wie sich das Gelenk – schmerzfrei – mit einem leichten Knacken wieder von selbst einrichtet.

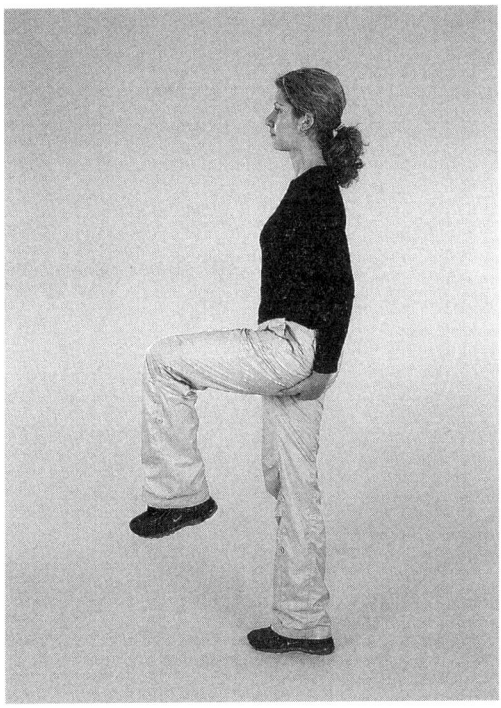

Die Kniegelenk-Übung

Der Erfolg dieser Übung zum Einrichten des Kniegelenks stellt sich meist schon nach einer Woche ein, wenn konsequent mehrmals am Tag geübt wird. Die Übung kann mit Hilfe eines Hockers oder Sockels als Unterlage durchgeführt werden, der dazu dient, das angewinkelte Bein zu stützen und eine aufrechtere Körperposition beim Üben zu ermöglichen. Die Übung erzielt den selben Effekt auch ohne Hocker oder Sockel, falls Sie keinen zur Hand haben oder sich eher unwohl damit fühlen.

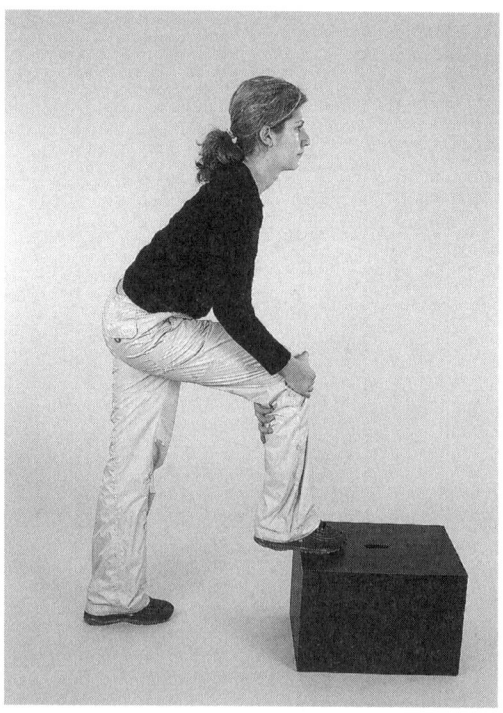

Übung mit Sockel

Stellen Sie ein Bein im Kniegelenk angewinkelt auf den Sockel. Ober- und Unterschenkel sollten einen rechten Winkel bilden. Greifen Sie mit einer Hand auf die Kniescheibe und mit der anderen auf den oberen Teil der Wade, direkt unter der Kniekehle.

Strecken Sie das Bein mit Druck auf das Knie und Gegendruck unter der Wade aus. Das Gewicht verlagert sich dabei auf dem Standbein etwas nach hinten.

Mit dem anderen Bein wiederholen.

Übung ohne Sockel

Stehen Sie locker mit etwa hüftbreit gegrätschten Beinen und biegen Sie die Knie im 90-Grad-Winkel ab, die Fußsohle bleibt dabei auf dem Boden, der Körper neigt sich etwas nach vorne. Nun greifen Sie mit der rechten Hand auf die rechte Kniescheibe und mit der linken Hand unter die rechte obere Wade. Die Hand auf der Kniescheibe drückt das Bein nach hinten in eine gestreckte Stellung, die untere Hand hält dagegen.

Wiederholen Sie die Übung anschließend auch mit dem linken Bein.

Die Sprunggelenk-Übung

Diese Übung dient dazu, das Sprunggelenk zwischen Fuß und Unterschenkel einzurichten. Stehen Sie dabei auf beiden Beinen, sodass die Sohlen Bodenkontakt haben.

Neigen Sie nun ein Bein etwas nach vorne in Richtung Zehen und verlagern Sie das Gewicht auf dieses Bein, ohne die Fußsohle anzuheben. Treten Sie dabei voll auf. Mit Druck auf dem Fuß ziehen Sie das Bein zurück, bis es wieder ausgestreckt ist. Das gesamte Gewicht verlagert sich dabei auf die Ferse. Die Fußsohle sollte während der Übung nie den Bodenkontakt verlieren. Üben Sie immer abwechselnd mit beiden Beinen.

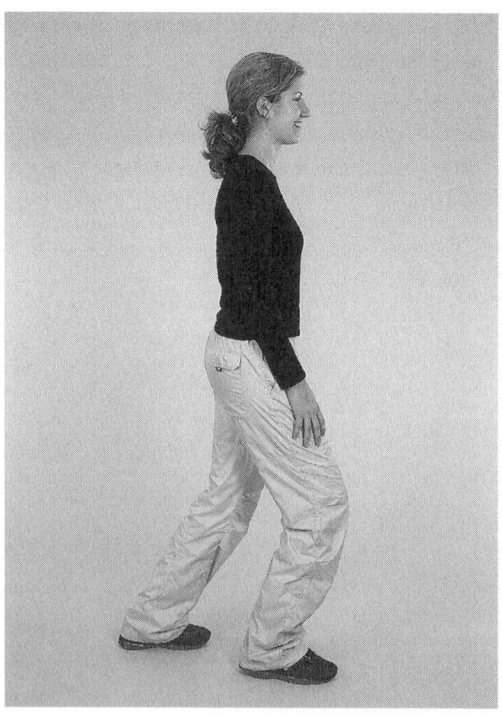

Selbsthilfe-Übungen für Becken, Brustkorb und Wirbelsäule

Das Einrichten der Lenden- und Brustwirbel sowie des Beckens und des Brustkorbs, die mit ihnen in Verbindung stehen, ist einfach, zum Beispiel mit Hilfe eines Türstocks, möglich. Wichtig ist auch hierbei immer die Mobilisation der Wirbel durch die Bewegung der Beine oder Arme. Dadurch werden Schmerzen vermieden, und Wirbel und Gelenke können problemlos in ihre richtige Lage zurückgleiten.

Die Selbstbehandlung bei Wirbelsäulenverkrümmungen ist durch die »Assistenz« von alltäglichen Gegenständen – wie Tisch und Stuhl – ohne größere Anstrengungen möglich. Wird regelmäßig geübt, können sich auch seitliche Wirbelsäulenverkrümmungen, auch bekannt als Skoliose (siehe auch Seite 144), mit der Zeit korrigieren lassen. Hierfür ist eine konsequente Ausführung der Übungen, möglichst mehrmals am Tag, notwendig.

Die Becken-Übung

Dafür müssen Sie bereits im Vorfeld abklären, welcher Beckenteil nach hinten verschoben ist.

Suchen Sie sich eine abgerundete senkrechte Kante, an der Sie sich bequem aufrecht stehend anlehnen können – zum Beispiel einen Türrahmen – und nehmen Sie dann mit der herausragenden Beckenschaufel Körperkontakt damit auf.

Schwingen Sie mit dem gegenüberliegenden Bein locker aus der Hüfte heraus vor und zurück, während Sie die Beckenschaufel mit sanftem Druck gegen den Rahmen pressen.

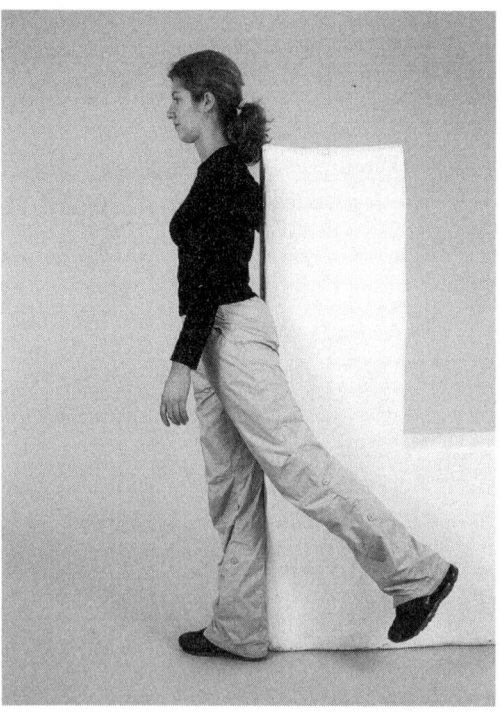

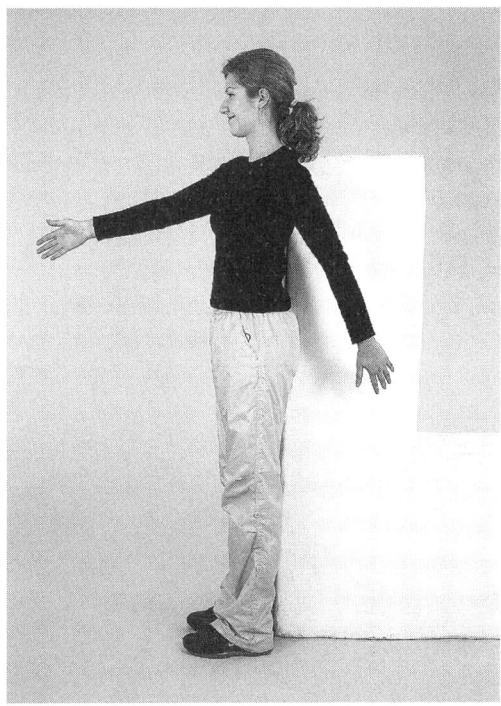

Die Brustkorb-Übung

Lehnen Sie sich wieder aufrecht stehend an den Türstock und lehnen Sie Ihr Schulterblatt daran an.

Schwingen Sie die Arme gegenläufig aus dem Schultergelenk heraus vor und zurück, während Sie das Schulterblatt mit leichten Druck gegen den Türstock pressen.

Die Lendenwirbel- und Brustwirbel-Übung

Stellen Sie sich aufrecht an den Türstock, sodass seine Kante in der rechten Muskelrinne zwischen den Dornfortsätzen und den seitlich liegenden Querfortsätzen aufliegt. Niemals direkt auf den Dornfortsätzen!

Pendeln Sie mit den Armen gegenläufig aus dem Schultergelenk heraus und drücken Sie die Wirbelsäule von unten nach oben gegen den Türstock, um empfindliche Stellen aufzuspüren.

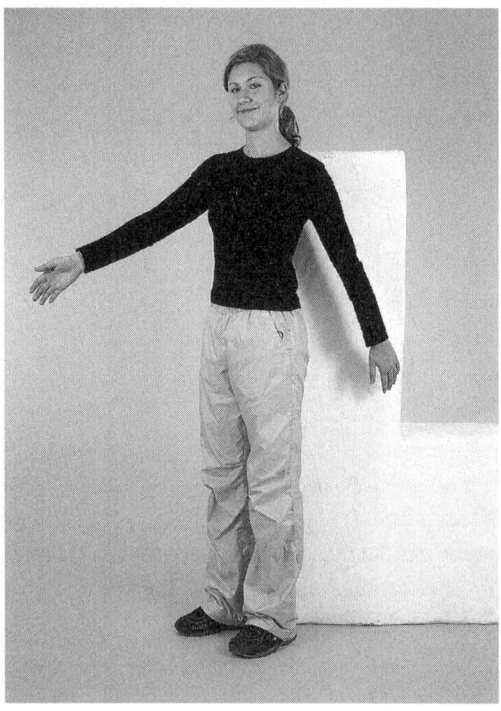

Wenn Sie auf einen auffälligen Punkt stoßen, können Sie sich mit etwas mehr Druck gegen den Türstock lehnen, um den Wirbel einzuschieben. Die Arme pendeln dabei stetig weiter. Der Druck darf jedoch auf keinen Fall schmerzen, sondern sollte als wohltuend empfunden werden. Arbeiten Sie nie über Ihre Schmerzgrenze hinaus!

Wenn Sie die Wirbelsäule auf der rechten Seite vom Lenden- bis zum Brustbereich abgetastet und eingerichtet haben, wechseln Sie die Position und wiederholen Sie die Übung auf der linken Seite der Dornfortsätze. Vergessen Sie beim Einrichten nie, beide Arme zu schwingen, um die Wirbel dadurch in Bewegung zu bringen.

Als Hilfsmittel für das Einrichten der Wirbel wurde die so genannte Wirbelwippe aus Holz konstruiert. Diese Schiene wird mit einer Schraubzwinge am Türstock befestigt. Zwei schmale Holzteile sind so darauf befestigt, dass sie links und rechts der Dornfortsätze in den Muskelrinnen aufliegen. Damit können die Lenden- und Brustwirbel gleichzeitig an beiden Seiten eingerichtet werden.

Die Halswirbel-Übung

Legen Sie die Finger der linken Hand im Nacken auf die linken Querfortsätze der Halswirbel, die Finger der rechten Hand auf die rechten Querfortsätze.

Drehen Sie den Kopf etwa zehnmal sanft hin und her, als würden Sie »Nein« deuten, und tasten Sie dabei die Halswirbelsäule von unten nach oben ab.

Falls Sie Unregelmäßigkeiten spüren, drücken Sie vorsichtig auf den vorstehenden Querfortsatz, und vergessen Sie dabei

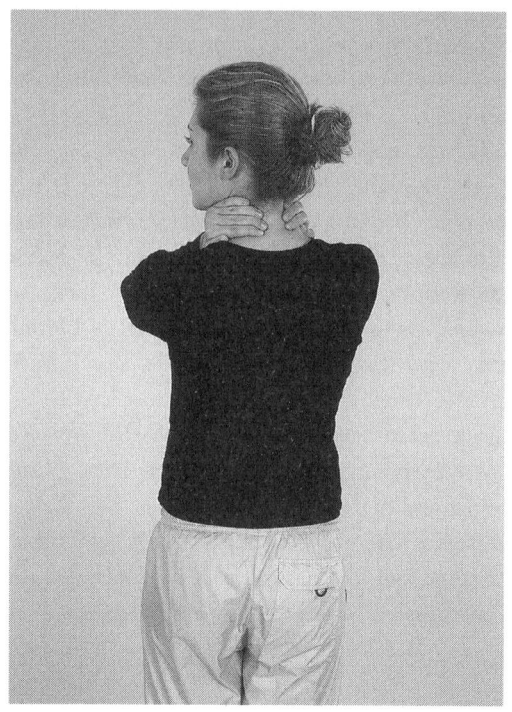

nicht, den Kopf trotzdem weiterhin gleichmäßig und behutsam zu drehen.

Seien Sie bei dieser Übung aber ganz sanft zu sich selbst; ein zu großer Druck würde mehr Schaden anrichten als nützen. Die Schmerzgrenze sollten Sie keinesfalls übertreten.

Übung für Becken und Wirbelsäule

Legen Sie sich in Rückenlage flach auf einen Tisch, eine Bank oder ein hartes Bett, sodass Kopf, Rücken, Arme und Gesäß aufliegen. Die Beine ragen ins Freie.

Bewegen Sie nun die gestreckten Beine ein paar Mal gegenläufig auf und ab. Dabei richtet sich das Becken ein, Kreuz- und Steißbein kommen wieder in ihre ursprüngliche Lage.

Eine nach vorne gekrümmte Wirbelsäule wird Ihnen diese Übung danken. Außerdem werden dadurch gleichzeitig die Bauchmuskeln mittrainiert.

Variationen bei der Übung: Sie können die Beine auch anwinkeln oder/und den Oberkörper dabei leicht anheben, wenn Ihnen die Grundhaltung schwer fällt.

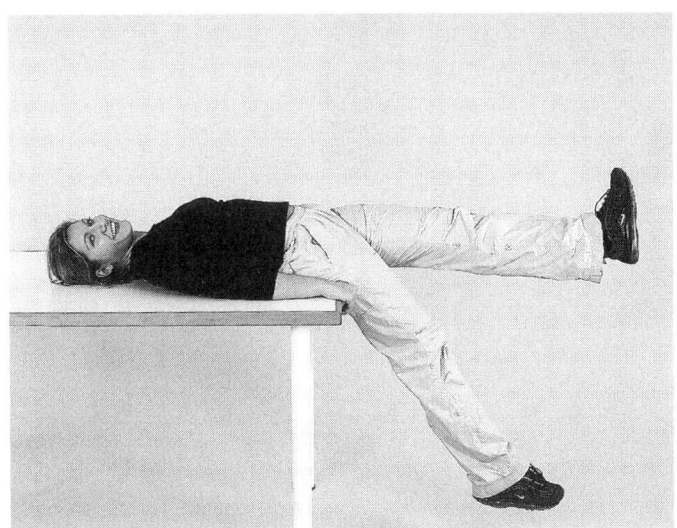

Übung gegen eine seitlich verkrümmte Wirbelsäule

Stehen Sie gerade und stellen Sie zwei stabile Stühle mit den Rückenlehnen links und rechts knapp neben sich auf.

Stützen Sie sich mit den Händen auf die Lehnen, stemmen Sie sich hoch und bewegen Sie dann die Beine locker aus den Hüftgelenken heraus in der Luft, fast so als würden Sie gehen.

Sie können die Beine dabei auch leicht anheben, falls Sie am Boden streifen sollten. Dadurch wird das gesamte Skelett inklusive Sehnen und Muskeln mitbewegt, sodass sich die Wirbelsäule

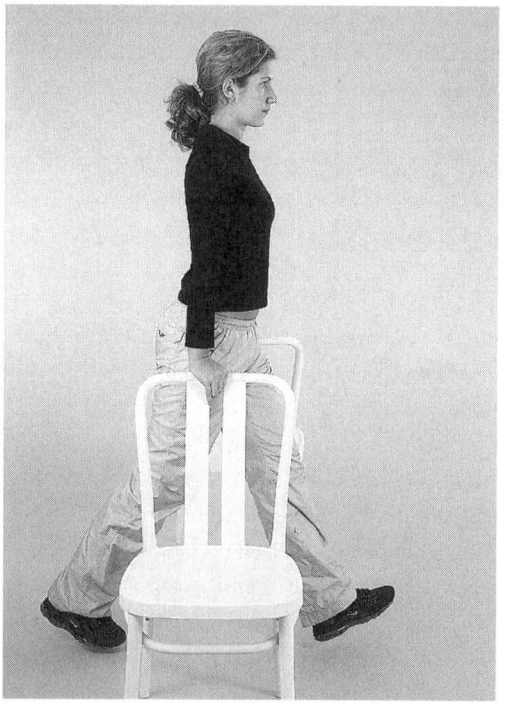

Wirbel für Wirbel wieder gerade richten kann. Schmerzen durch Verspannungen an der verkrümmten Wirbelsäule verschwinden meist nach zwei bis drei Tagen.

Sie können diese Übung auch mit Hilfe von zwei Tischen, Balken oder einem Turnbarren durchführen. Das Aufstützen hat gegenüber dem Hängen an beiden Armen den Vorteil, dass sich auch bei schlaffer Muskulatur die Schultergelenke nicht lösen können.

Selbsthilfe-Übungen für die Arme

Die Übungen für sämtliche Armgelenke, aber auch für die Zehengelenke, funktionieren nach dem selben Schema: Gelenk im rechten Winkel abbiegen, von oben darauf drücken und mit Druck auf das Gelenk den jeweiligen Körperteil wieder ausstrecken.

Die Schultergelenk-Übung

Stellen Sie sich mit dem Rücken zu einer Wand und strecken Sie einen Arm nach vorne gerade aus.

Winkeln Sie ihn nun im Ellenbogengelenk an, sodass der Unterarm zum Oberarm einen rechten Winkel bildet und die Handfläche in Richtung Ihres Gesichtes zeigt.

Fassen Sie mit der Hand des zweiten Arms an den Ellenbogen, sodass die Finger außen und die Handfläche innen aufliegen, drücken Sie den Oberarm und damit das Schultergelenk an die Wand. Gleichzeitig senken Sie dabei den Arm nach unten ab, bis auch der Oberarm an der Wand anliegt. Wiederholen Sie die Übung mit dem anderen Arm und der entgegengesetzten Hand.

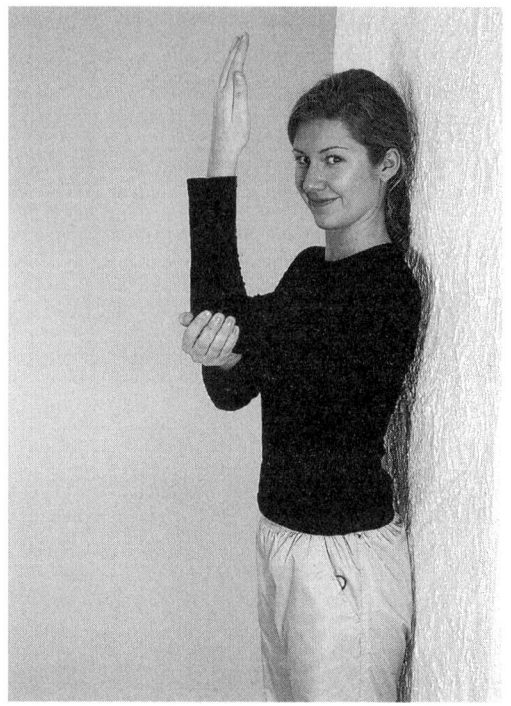

Die Übung kann auch mit einer zweiten Person gemeinsam durchgeführt werden, die gegen Ellenbogen und Schulterblatt drückt, während Sie den Arm absenken.

Die Ellenbogengelenk-Übung

Bleiben Sie an der Wand stehen. Der Arm ist im Ellenbogengelenk im rechten Winkel abgebogen, der Oberarm liegt an der Wand an.

Umfassen Sie mit der entgegengesetzten Hand von vorne die Hand des »Übungsarms«, deren Finger Sie abbiegen, und drücken Sie den Arm waagrecht an die Wand. Während Sie so Druck auf das Gelenk machen, strecken Sie den Arm aus, bis er senkrecht ganz an der Wand anliegt. Wiederholen Sie die Übung mit dem anderen Arm.

Statt an der Wand können Sie den abgewinkelten Ellenbogen auch an Ihrer Hüfte abstützen, während Sie ihn mit der gegenüberliegenden Hand gerade drücken.

Auch die Ellenbogengelenk-Übung kann mit einem Partner oder einer Partnerin als Unterstützung gemacht werden, die auf Ellenbogen und Hand drückt.

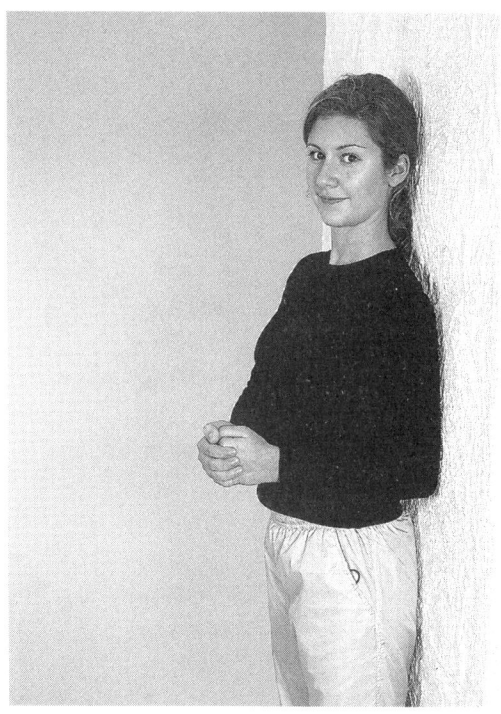

Die Handgelenk-Übung

Winkeln Sie einen Arm im Ellenbogen rechtwinkelig ab und lassen Sie die Hand so nach unten hängen, dass sie möglichst senkrecht in Richtung Boden zeigt.

Umfassen Sie mit der anderen Hand Ihre Finger – der Daumen liegt dabei innen – und drücken Sie diese in Richtung Handgelenk.

Gleichzeitig heben Sie die Hand, deren Gelenk Sie einrichten, gegen diesen Druck wieder an, bis sie eine Gerade mit dem angewinkelten Unterarm bildet.

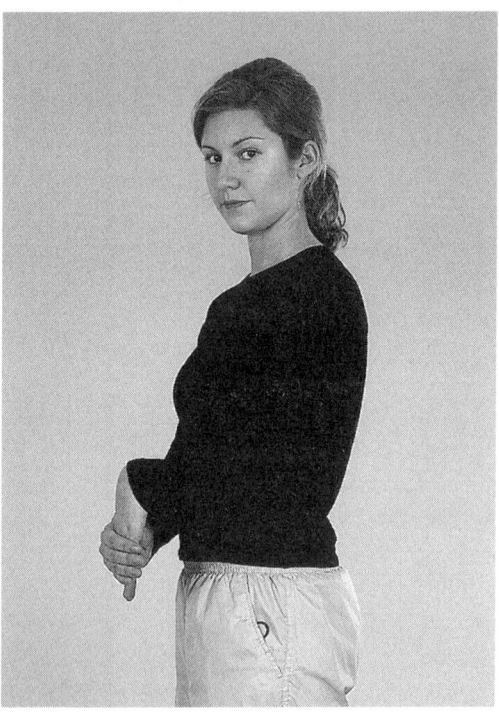

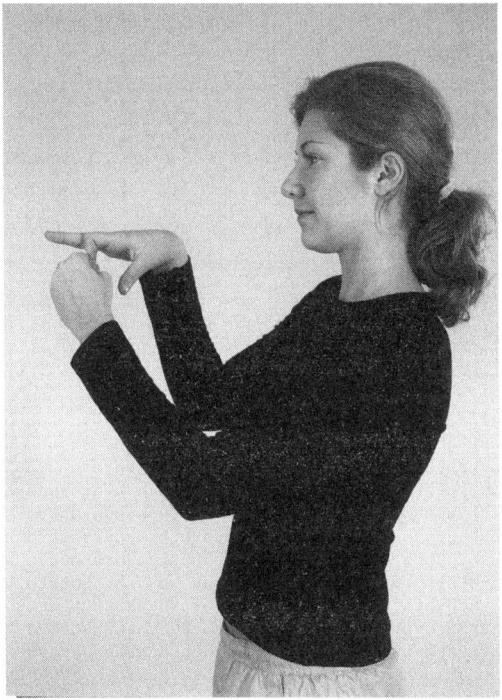

Die Fingergelenk-Übung

Heben Sie den Unterarm an, sodass Unter- und Oberarm einen rechten Winkel bilden und das Handgelenk gerade ist. Biegen Sie den Finger im jeweiligen Gelenk ab, möglichst ebenfalls rechtwinkelig; der abgebogene Teil zeigt hierbei senkrecht nach unten.

Nehmen Sie dann diesen Teil zwischen den Zeige- und Mittelfinger sowie den Daumen der anderen Hand und drücken Sie damit in Richtung Gelenk. Während Sie Druck machen, strecken Sie den Finger aus, bis er wieder gerade ist.

Mit dieser Übung lassen sich alle Fingergelenke – inklusive der

Tipp: Kugelschreibertrick

Beim Daumen können Sie ganz leicht feststellen, ob das Fingergelenk verschoben war, indem Sie direkt vor dem Einrichten in Höhe der Daumenspitze einen kleinen Kugelschreiberstrich auf Ihrem Zeigefinger machen.

Wenn Sie dann den eingerichteten Daumen nach dem Üben wieder an den Zeigefinger legen, müsste er – falls er zuvor verschoben war – danach kürzer sein, was sich an dem Strich ganz einfach ablesen lässt.

Daumengelenke – und alle Zehengelenke einrichten. Sie wird zum Beispiel bei Schmerz in den verschobenen Gelenken angewendet.

Den Daumen können Sie am Grundgelenk auch einrichten, indem Sie ihn so abbiegen, dass er quer über die Handfläche liegt. Dann drücken Sie ihn mit den Fingern gegen das Gelenk und drehen gleichzeitig die Hand nach außen, sodass sich der Daumen wieder gerade richtet.

Selbsthilfe-Übung für den Kiefer

Um einen verschobenen oder ausgehängten Kiefer selbst wieder einzurichten, öffnen Sie zunächst den Mund halb oder zu zwei Dritteln.

Drücken Sie dann mit einem Finger oder mehreren Fingern auf das Kiefergelenk. Das Gelenk befindet sich knapp unter den Ohren, dort wo der Unterkiefer am Oberkiefer hängt. Sie spüren es gut, wenn Sie den Mund mehrmals auf- und zumachen. Während Sie in das Gelenk drücken, schließen Sie den Mund.

Variation: Öffnen Sie den Mund, legen Sie die Handballen unter den Kiefer und die Finger in Ohrhöhe an die Wangen. Drücken Sie von unten auf den Unterkiefer und schließen Sie gleichzeitig den Mund.

Diese Übung empfiehlt sich auch vor einem Zahnarztbesuch, wenn ein Kieferabdruck gemacht werden soll. Ist der Kiefer gut eingerichtet, wird der Abdruck gleichmäßiger.

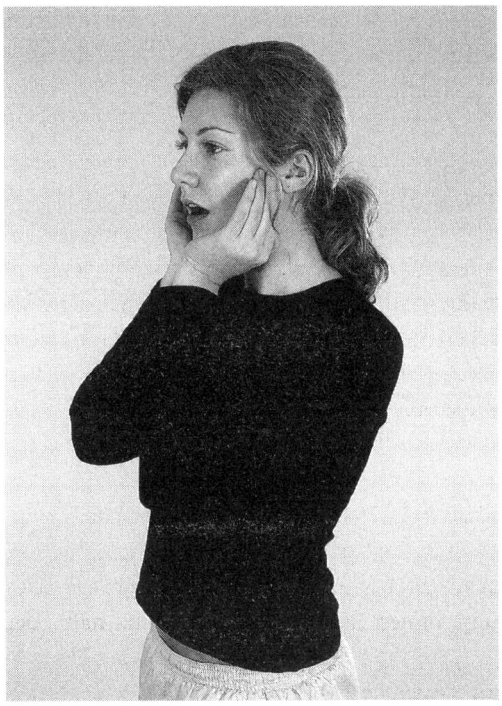

Vorbeugen statt Heilen

Besser als verschobene Gelenke und Wirbel wieder einzurichten ist es, dafür zu sorgen, dass sie sich erst gar nicht verschieben. Vor allem das Vermeiden einseitiger Bewegungen und das richtige Sitzen tragen viel dazu bei.

Zu niedrige oder sehr weiche Sitzgelegenheiten wie etwa Sofas, Fauteuils oder Autositze sind Gift für die Gelenke. Immer wenn Oberkörper und Oberschenkel einander nahe kommen und damit in einem geringeren als dem 90-Grad-Winkel zueinander stehen, wird das Hüftgelenk belastet.

Richtiges Sitzen

Schlagen Sie möglichst nicht die Beine übereinander – das belastet das Hüftgelenk des oberen Beins. Wenn Sie mit ihm auch noch wippen, hebeln Sie das Gelenk förmlich aus der Gelenkpfanne. Und schlingen Sie nicht die Füße um Stuhlbeine, wenn

---

Entspannungsübung für den Rücken

Diese Übung kommt aus dem Yoga und heißt »Sonnengruß«. Stehen Sie dabei gerade mit hüftbreiten Beinen und heben Sie die Arme parallel zueinander gestreckt über den Kopf. Sehen Sie nach oben in Richtung Himmel, der Oberkörper ist leicht nach hinten geneigt, vermeiden Sie dabei aber ein Hohlkreuz. Während Sie einatmen, zählen Sie bis sieben. Dann atmen Sie aus, beugen sich dabei kopfüber nach vorne und lassen den Oberkörper, die Arme und den Kopf entspannt und locker baumeln. Dann richten Sie sich langsam, Wirbel für Wirbel, wieder auf, bis Sie aufrecht stehen.

Ihnen Ihre Sprunggelenke etwas wert sind. Aufrechte Haltung beim Sitzen trainiert auch die Rückenmuskulatur, die wiederum die Wirbelsäule stützt. Bei zusammengesunkenem Sitzen erschlaffen die Muskeln. Unterstützung für das Becken und die Wirbelsäule bieten ein Kissen oder ein Sitzkeil unter dem Gesäß.

Entspannung für den Rücken

Da die Rückenmuskeln oft unbewusst bewegt beziehungsweise angespannt werden, können sie sich durch schlechte Haltung auch verspannen. Dann sind Entspannungsübungen statt Kräftigungsübungen für den Rücken angesagt. Besonders wirkungsvoll sind die meditativen fernöstlichen Bewegungsübungen des Qi Gong und Tai Qi oder einige Hatha-Yoga-Übungen (am besten ohne den die Hüftgelenke dehnenden Lotussitz).

Tägliches Wirbel- und Gelenke-Einrichten

Gewöhnen Sie sich an, vorbeugend jeden Tag selbst zumindest alle Beingelenke und die Halswirbel mit den jeweiligen Selbsthilfe-Übungen einzurichten. Damit können sich massive Fehlstellungen gar nicht erst »einzementieren«.

Üben ohne Leistungsdruck

Respektieren Sie auch sich selbst gegenüber immer Ihre Schmerzgrenze und üben Sie nie darüber hinaus!

Leistungsdruck bringt Sie nicht weiter, sondern kann sogar kontraproduktiv sein, wenn Sie sich beim übertriebenen Üben Zerrungen oder Verschiebungen der Gelenke zuziehen. Diese wieder zu heilen kann lange dauern und auch durchaus schmerzhaft sein.

Üben Sie außerdem immer unterstützt von Ihrem – möglichst ruhig und langsam fließenden – Atem und in Ihrem eigenen Rhythmus. So kommt auch die Energie in Ihrem Körper in Bewegung und unterstützt den gesamten Prozess.

Richtig atmen

Verhärtete Muskeln und Verspannungen im Nacken und am Hals deuten meist auf die – falsche – Brustatmung hin, bei der zahlreiche Nackenmuskeln beansprucht werden. Diese sehr flache und schnelle Atmung ist vor allem für Stress-Situationen typisch. Dabei werden die Schultern nach vorne und/oder hochgezogen, der Bauch eingezogen. Beim Einatmen bläht sich der Brustkorb auf. Die Zwerchfelltätigkeit wird durch die Brustatmung eingeschränkt, außerdem werden nur die oberen Teile der Lungenflügel mit frischer Luft gefüllt.

Im Gegensatz dazu füllt sich bei der – gesünderen – Bauch- oder Zwerchfellatmung die ganze Lunge mit sauerstoffreicher Luft. Bei dieser tiefen und langsamen Atemtechnik wölbt sich beim Einatmen der Bauch nach vorne und das Zwerchfell – die Muskelplatte zwischen Lunge und Bauchraum – kann sich frei bewegen. Die Organe im Bauchraum werden stimuliert und besser durchblutet, was auch der Verdauung gut tut.

Die Bauch- oder Zwerchfellatmung entlastet nicht nur die Nackenmuskeln, sondern auch das Herz. Sie trainiert indirekt die Wirbelsäule und sorgt für elastische Bandscheiben. Diese Atmung eignet sich auch hervorragend für den Stressabbau.

Trainieren können Sie die Bauch- oder Zwerchfellatmung, indem Sie sich in Rückenlage mit einem Buch auf dem Bauch hinlegen und beim Einatmen versuchen, das Buch mit der Bauchdecke nach oben zu drücken.

Entspannung muss sein

Respektieren Sie das Ruhebedürfnis Ihres Körpers. Jeder Motor muss auch einmal auftanken. Wer ständig auf Reserve fährt, bleibt möglicherweise irgendwann unfreiwillig stehen. Ischias und Hexenschuss können auch Alarmzeichen des Körpers sein, wenn man sich nicht genug Entspannung gönnt. Nehmen Sie diese Zeichen ernst, bevor es Ihnen Ihre Bandscheiben übel nehmen.

Wann die Methode helfen kann

Nicht alle Beschwerden lassen sich über die Wirbelsäule kurieren, aber viele. Durch den Zusammenhang der Wirbel mit dem Nerven- und Meridiansystem sind sogar Auswirkungen der Dorn-Behandlung möglich, die auf den ersten Blick überraschend wirken. Die Dorn-Methode hat zwar nichts mit »Wunderheilungen« zu tun, auch wenn sich manche über ihre Erfolge wundern, doch sie ist eine gute Ergänzung zu zahlreichen anderen komplementär- und schulmedizinischen Therapien.

Die Hauptanwendungsgebiete

Die Dorn-Methode wird klassischerweise bei Problemen mit der Wirbelsäule und den Gelenken angewendet, darunter Rücken- und Nackenschmerzen, bei Rückenproblemen nach Operationen, einem Beckenschiefstand, Kniebeschwerden, Fußfehlstellungen, Schulterschmerzen, Kiefergelenkknacken und Ähnlichem.

Die häufigsten Anwendungsgebiete der Dorn-Methode werden auf den folgenden Seiten vorgestellt:

Unterschiedliche Beinlängen

Eine Beinlängendifferenz ist in den seltensten Fällen angeboren oder durch einen Unfall verursacht. 80 Prozent der Menschen, die zu Dorn-Behandlungen kommen, haben unterschiedlich lange Beine durch ein verschobenes Hüft-, Knie- oder Sprunggelenk und einen damit verbundenen Beckenschiefstand.

Die Orthopädie korrigiert einen Beinlängenunterschied, indem der Schuh des kürzeren Beins gedoppelt – also erhöht – wird. Die Dorn-Methode schiebt die Gelenke wieder in die richtige Position, wodurch sich das längere, »herausgerutschte« Bein wieder an das kürzere anpasst. Schuherhöhungen lassen sich dadurch oft vermeiden. Allerdings ist es notwendig, über mehrere Wochen oder Monate die Selbsthilfe-Übungen konsequent durchzuführen.

Bandscheibenprobleme

Die meisten Bandscheibenschäden betreffen die Lenden- und Halswirbelsäule. Dabei können die stoßdämpferartigen Teile zwischen den Wirbeln verschoben und eingeklemmt, im Extremfall sogar teilweise oder ganz zerstört werden. Abnützung aufgrund falscher Bewegungsgewohnheiten – zum Beispiel das Hochheben schwerer Gegenstände mit rundem Rücken – kann zu massiven Bandscheibenproblemen führen. Auch durch Wirbelfehlstellungen werden die Bandscheiben oft ungleichmäßig belastet und verletzt.

Sind Bandscheiben lediglich vorgewölbt (medizinischer Fachbegriff *Protrusion*), zeigt die Dorn-Methode gute Wirkung. In diesen Fällen können Wirbel auch problemlos von Dorn-Therapeuten und mit Hilfe der Selbsthilfe-Übungen eingerichtet werden.

Bei einem Bandscheibenvorfall (medizinischer Fachbegriff *Prolaps*) und einer Zerstörung der Bandscheibe samt Entzündung darf nicht an der Wirbelsäule herumgedrückt werden (siehe dazu auch den Abschnitt *Wann Vorsicht geboten ist*, Seite 150). Eine gute Diagnosestellung ist in jedem Fall wichtig.

Ischiasbeschwerden

Die schmerzhaften Beschwerden, die durch den Ischiasnerv ausgelöst werden, bezeichnet man auch als *Ischialgie*. Ausgelöst werden sie zum Beispiel, wenn der Ischiasnerv im Bereich des vierten und fünften Lendenwirbels eingeklemmt ist und sich die umliegenden Muskeln stark verspannen. Der Ischiasnerv ist der dickste Nerv des Körpers und besteht aus den Hauptästen der Rückenmarknerven im Lendenwirbelbereich. Bei einer *Ischialgie* können die Schmerzen bis in die Waden zu spüren sein und Krämpfe oder Taubheitsgefühle in den Beinen auftreten.

Auch ein verschobenes Hüftgelenk samt Beckenverschiebung und Kreuzbeinblockade kann sich auf die Lendenwirbel und damit den Ischiasnerv auswirken. Darüber hinaus können unter anderem auch ein Bandscheibenvorfall oder in selteneren Fällen ein Tumor Auslöser von Ischiasbeschwerden sein.

Bei der Behandlung mit der Dorn-Methode werden verschobene Hüft-, Knie- und Sprunggelenke wieder eingeschoben, wird ein vorhandener Beckenschiefstand korrigiert, eine mögliche Kreuzbeinblockade und eine Verschiebung der Lendenwirbel behandelt. Im Zusammenhang mit den Selbsthilfe-Übungen zeigt die Methode Wirkung und kann gute Erfolge verbuchen. Zur Entkrampfung der Muskulatur kann auch die Einnahme von Magnesium oder das Auflegen eines Weißkohlblattes über Nacht beitragen, weil dadurch das Gewebe entsäuert wird.

Hexenschuss

Plötzliche Schmerzen in der Lendenwirbelsäule bezeichnet man auch als »Hexenschuss«. Dabei können sich Wirbel aufgrund einer ungeschickten Bewegung verkanten. Die umliegenden Muskeln verspannen sich, was einerseits starke Schmerzen auslöst und andererseits die Betroffenen oft in eine gebeugte Körperhaltung zwingt.

Mit der Dorn-Methode können jene Hexenschuss-Patienten therapiert werden, die noch laufen können. Bei der Behandlung wird meist im Stehen der vierte und fünfte Lendenwirbel eingerichtet sowie das Iliosakralgelenk zwischen Kreuzbein und Darmbein am Becken korrigiert. Meist sind die Schmerzen nach diesen wenigen Griffen schlagartig gelindert oder verschwunden, und die Betroffenen können sich wieder aufrichten.

Erst wenn die Schmerzen nachgelassen haben, werden die Beine auf Längenunterschiede untersucht und die Beingelenke eingerichtet. Bei einem akuten Hexenschuss wäre das zu schmerzhaft. Ein dauerhafter Erfolg verlangt jedoch diese Ganzkörperbehandlung und die Anwendung der Selbsthilfe-Übungen zur Stabilisierung.

Rheuma

Erfahrungen mit der Dorn-Methode haben gezeigt, dass der Körper vergrößerte Gelenkspalten von verschobenen Gelenken bei Stoffwechselproblemen oft als »Mülldeponie« benutzt. Dadurch kann Rheuma entstehen. Werden die Gelenke wieder eingerichtet, können die dort abgelagerten »Schlacken«, Toxine und Säuren, ausgeschwemmt werden. Unterstützend sollte viel Wasser oder Kräutertee getrunken werden, um Entgiftungserscheinungen entgegenzuwirken und den Körper bei der Ausscheidung der Ablagerungen zu unterstützen.

Durch die Dorn-Behandlung und die Selbsthilfe-Übungen können die Bewegungseinschränkungen und Rheuma-Schmerzen nach einigen Monaten wieder verschwinden. Behandelt wird unter anderem der neunte Brustwirbel, der mit den Nebennieren in Verbindung steht. Sie erzeugen Kortison, das mit der Schmerzempfindung in Zusammenhang steht. Wird der neunte Brustwirbel eingerichtet, kann das Auswirkungen auf die körpereigene Kortisonproduktion haben und rheumatische Schmerzen zum Abklingen bringen.

Empfehlenswert ist auch die Kombination mit Ausleitungstherapien und anderen komplementärmedizinischen Methoden, die den Stoffwechsel auf Touren bringen, zum Beispiel Entschlackungskuren, Darmreinigung oder Bewegungstherapie. Günstig ist es immer, die schulmedizinische Behandlung zu ergänzen und sie nicht vollständig durch andere Methoden zu ersetzen.

Arthrose

Im Gegensatz zur entzündlichen Arthritis (Gelenkentzündung) ist die degenerative Arthrose kein Ausschließungsgrund für eine Dorn-Behandlung. Diese Erkrankung beginnt mit einer jahrelangen Schädigung des Knorpels durch eine Stoffwechselstörung und eine dauernde Fehlbelastung des Gelenks. Schmerzen können, müssen aber nicht auftreten.

Mit Hilfe der Dorn-Methode können die verschobenen und belasteten Gelenke wieder eingerichtet werden. Dadurch lassen die Symptome meist nach, und das Fortschreiten der Arthrose kann möglicherweise verzögert werden.

Hüftgelenkprobleme

An den meisten Problemen im Zusammenhang mit dem Hüftgelenk – darunter auch die Hüftgelenkarthrose – ist eine Verschiebung dieses Gelenks beteiligt. Da das Hüftgelenk am Becken sitzt, zieht eine solche Verschiebung in den meisten Fällen auch einen Beckenschiefstand nach sich, wodurch das Kreuzbein und das Iliosakralgelenk zwischen Kreuz- und Darmbein an den Beschwerden beteiligt sein können. Auch chronische Stoffwechselentgleisungen können eine wichtige Rolle spielen.

Lastet auf dem Gelenkkopf und seiner Knorpelschicht durch die Fehlstellung lange Zeit ein zu großer Druck, kann es zu Abnützungen, Entzündungen und Verspannungen kommen. Ist die Muskulatur etwa durch sportliche Betätigung gut trainiert, sind seltener Schmerzen spürbar als bei erschlafften Muskeln.

Mit Hilfe der Dorn-Methode können verschobene Hüftgelenke, das Becken und das Iliosakralgelenk wieder korrigiert werden, wenn die Probleme noch nicht zu massiv sind. Treten bereits Schmerzen auf, kann das Einschieben des Hüftgelenks unangenehm sein. Konsequentes Training über Monate und regelmäßig durchgeführte Selbsthilfe-Übungen können die Symptome jedoch oft lindern. Setzt keine Besserung ein und ist die Abnützung bereits zu weit fortgeschritten, lässt sich dennoch manchmal eine Hüftgelenkoperation nicht vermeiden.

Skoliose

Das griechische Wort *skolios* bedeutet so viel wie krumm oder gebogen. Davon abgeleitet wird die Skoliose, die seitliche Krümmung oder Verbiegung der Wirbelsäule. Dabei sind einzelne Wirbelkörper meist gedreht und teilweise auch versteift.

Die Skoliose wird medizinisch in mehrere Formen und in drei Schweregrade unterteilt. Bei schweren Fällen kann eine Hüfte vorstehen, eine Schulter höher sein als die andere sowie ein Schulterblatt abstehen und sich dadurch sogar ein einseitiger Buckel bilden. Mit dieser Krümmung und Verschiebung sind häufig auch große Verspannungen und Schmerzen verbunden. Darüber hinaus kann die Herz- und Lungenfunktion eingeschränkt sein.

Eine Skoliose kann auf unterschiedliche Arten entstehen. Es gibt angeborene Formen, die zum Beispiel durch Fehlbildungen der Wirbelkörper oder Rippen entstehen können, Skoliose durch unterschiedliche Beinlängen oder einen Beckenschiefstand sowie Skoliose aufgrund von rachitischer Knochenerweichung, Entzündungen und Ähnlichem. Oft lässt sich jedoch die Ursache einer Skoliose nicht feststellen. Unter Skoliose in den unterschiedlichen Ausprägungen leiden etwa zwei bis vier Prozent aller Menschen. Behandlungsbedürftig sind davon wiederum zwei bis vier Prozent.

Dieter Dorn hat vor allem mit Patienten, deren Skoliose-Ursache unbekannt ist, gute Erfolge zu verbuchen. Er geht von einer ganzheitlichen Ursache aus und bezieht auch die psychosomatische Seite der Krankheit mit ein. Besonders angepasste Menschen, die es allen recht machen wollen, leiden aus ganzheitlicher Sicht betrachtet an Skoliose; Mädchen sind viermal häufiger von der Krankheit betroffen als Jungen. Bei der Behandlung macht Dieter Dorn darauf aufmerksam, dass es auch darum geht, statt klein zu bleiben nun im wörtlichsten Sinne erwachsen zu werden und in jeder Hinsicht aufrecht durchs Leben zu gehen. Jugendliche sprechen besonders gut auf die Methode an und sind in der Regel auch bereit mitzuarbeiten, weil sie psychisch meist besonders unter dieser Störung leiden.

Bei der Skoliose-Behandlung mit der Dorn-Methode werden zuerst die Beine auf einen möglichen Beinlängenunterschied untersucht. Danach werden die Hüft- und Beingelenke eingerichtet und ein meist ebenfalls vorhandener Beckenschiefstand wird korrigiert. Neben dem Kreuzbein-Darmbeingelenk richtet Dieter Dorn die Wirbel der Lenden-, Brust- und Halswirbelsäule ein, wenn erforderlich auch den Brustkorb und die Schultern.

Anschließend ist es notwendig, dass die Behandelten konsequent mindestens dreimal täglich ihre Selbsthilfe-Übungen durchführen. In aller Regel wird die Wirbelsäule abschnittweise korrigiert und durch Selbsthilfe-Übungen stabilisiert und gekräftigt, bevor der nächste Teil behandelt wird.

Der dauerhafte Erfolg braucht Zeit, mindestens sechs Wochen oder mehr sind dafür notwendig. Je länger die Skoliose bereits bestanden hat, desto mehr ist meist auch die Muskulatur rund um die Wirbelsäule verhärtet und umso länger dauert damit die Behandlung, bis sich der Erfolg einstellt.

Morbus Scheuermann

Diese Erkrankung der Wirbelsäule tritt meist im Alter zwischen 14 und 16 Jahren auf und ist die häufigste Wirbelsäulenerkrankung Jugendlicher. Die Ursache dafür sind Wachstumsstörungen der Wirbelkörper und Bandscheiben. Dadurch brechen die Grund- und Deckplatten der Wirbel im Brustwirbelbereich meist keilförmig ein und es bildet sich ein Rundrücken. Betroffen sind in der Regel der vierte bis achte Brustwirbel. Diese Wirbelveränderungen und die damit verbundenen Verspannungen der Rückenmuskulatur können sehr schmerzhaft sein.

Ein möglicher Auslöser für Morbus Scheuermann ist die Überlastung der Wirbelsäule, weshalb man manchmal auch von »Lehrlings-«, »Bauern-« oder »Turner-Buckel« spricht. Ständiges vorgebeugtes Sitzen kann ebenso zu dieser Verkrümmung führen wie eine durch Bewegungsmangel erschlaffte Rückenmuskulatur. Therapiert wird die Erkrankung unter anderem durch das Vermeiden von Belastungen wie schweres Tragen und langes Sitzen. Auch krankengymnastische Übungen, Wärmeanwendungen und Rückenschwimmen zählen zu den herkömmlichen Methoden der Behandlung.

Mit der Dorn-Methode kann Morbus Scheuermann therapiert werden, wenn die Patienten zu konsequenter Mitarbeit bereit sind und die Selbsthilfe-Übungen so lange wie nötig durchführen. Von der psychosomatischen Seite betrachtet, ist ein gebeugter Rücken oft auch ein Ausdruck einer niedergedrückten Seele. Die Wirbelsäule richtet sich leichter wieder auf, wenn auch die Psyche aufgerichtet wird.

Morbus Bechterew

Diese Erkrankung tritt meist im Alter zwischen 15 und 30 Jahren auf und betrifft neunmal mehr Männer als Frauen. Dabei versteift sich der Rücken immer mehr, meist parallel zu einer Verkrümmung des Körpers nach vorne, wodurch die Beweglichkeit eingeschränkt wird. Die Bandscheiben bauen sich ab, die Wirbel »verbacken«.

Morbus Bechterew tritt in Schüben auf und ist äußerst schmerzhaft. Mit der Zeit verkalkt nach und nach die gesamte Wirbelsäule. Psychosomatisch betrachtet, geht damit auch eine unbewusste psychische Versteifung, Unbeugsamkeit und Unnachgiebigkeit Hand in Hand. Die äußere Starre spiegelt die innere Erstarrtheit wider.

Behandelt werden die Erkrankung und die dabei auftretenden Schmerzen meist durch Bewegungsübungen wie etwa Gymnastik, Schwimmen in warmem Wasser und andere Wärmeanwendungen.

Die Schulmedizin behandelt Morbus Bechterew nicht nur mit physikalischer Therapie, sondern auch mit antirheumatischen Medikamenten, um die Schmerzen zu lindern. Sind auch die Hüftgelenke von der Versteifung betroffen, werden sie manchmal operativ gegen künstliche Gelenke ausgetauscht. Auch Wirbelsäulenoperationen werden durchgeführt.

Helfen kann auch eine psychotherapeutische Begleitung. Die Dorn-Methode samt konsequent durchgeführter Selbsthilfe-Übungen kann die Erkrankung bremsen und ihre Symptome lindern.

Weitere Anwendungsmöglichkeiten

Verschobene Wirbel und Gelenke können sich über die Rückenmarknerven und die Meridiane auf alle anderen Körperteile auswirken und Beschwerden an Stellen verursachen, die in einiger Entfernung von ihrem »Auslöser« liegen. Erfahrene Dorn-Therapeuten können durch das Abfragen von Symptomen Rückschlüsse auf möglicherweise herausgerutschte Wirbel ziehen und diese behandeln. Dadurch ist auch die Linderung von Beschwerden möglich, die nicht unmittelbar mit der Wirbelsäule oder den Gelenken zu tun haben.

In allen Fällen ist es zwingend notwendig, nach der Behandlung regelmäßig die Selbsthilfe-Übungen zur Stabilisierung der Wirbel und Gelenke samt ihrer Muskeln, Sehnen und Bänder durchzuführen.

Beschwerden in den Armen und Beinen

Eingeschlafene Gliedmaßen, Durchblutungsstörungen, Krämpfe, Taubheitsgefühl in Armen und Beinen und sonstige Empfindungsstörungen können zum Beispiel durchaus auf verschobene Brust- und Lendenwirbel zurückzuführen sein. Auch ein eingeklemmter Ischiasnerv kann daran beteiligt sein.

Das Einrichten der Brustwirbel bei Armbeschwerden und der Lendenwirbel sowie des Beckens bei Beinbeschwerden lindert meist die Symptome oder bringt sie zum Verschwinden.

Kopfschmerzen

Migräne und Kopfschmerzen können zahlreiche Ursachen haben. Eine davon ist die Verschiebung eines Halswirbels, zum Beispiel des Atlas, der den Kopf trägt. Werden herausgerutschte Wirbel im Halsbereich mit der Dorn-Methode wieder in Position gerückt, können sich damit verbundene chronische Kopfschmerzen oder Migräneanfälle dauerhaft verabschieden.

Manchmal sind auch der vierte Brustwirbel (»Gallenwirbel«) und der dritte Lendenwirbel (»Blasenwirbel«) sowie das Hüftgelenk an Migräne mitbeteiligt, was mit den vorbeilaufenden Gallenblasen- und Blasenmeridianen zusammenhängt, die auch mit dem Kopf in Verbindung stehen. Richtet man diese Wirbel und Gelenke ein, können die Beschwerden ebenfalls manchmal schlagartig verschwinden.

Schwindel und Kreislaufprobleme

Schwindelerscheinungen haben meist die unterschiedlichsten Gründe. Oft ist ein verschobener erster Halswirbel daran beteiligt. Aber auch die restlichen Halswirbel sowie Brust- und Lendenwirbel, die aus der richtigen Lage gerutscht sind, können zu Schwindel führen, darunter der »Herzwirbel« (der zweite Brustwirbel) und der »Kreislaufwirbel« (der zwölfte Brustwirbel). Letzterer ist außerdem an allen anderen Kreislaufbeschwerden – nicht nur an kreislaufbedingtem Schwindel – beteiligt. Kreislaufstörungen können auch durch Blutdruckstörungen und Durchblutungsstörungen ausgelöst werden. Ebenfalls Symptome, bei denen der zwölfte Brustwirbel zu überprüfen ist. Weitere Wirbel, die über die Meridiane mit dem Kreislauf in Verbindung stehen, sind wiederum der zweite Brustwirbel (»Herzwirbel«), der zweite Halswirbel (»Zungenwirbel«) sowie der fünfte Lendenwirbel, der mit Beinen und Füßen verbunden ist.

Tinnitus (Ohrgeräusche)

Diese weit verbreitete und schulmedizinisch kaum zu behandelnde Erkrankung äußert sich durch pfeifende, brummende oder knackende Geräusche in den Ohren. Sie können die Betroffenen psychisch extrem belasten. Wodurch Tinnitus ausgelöst wird, ist noch weitgehend unbekannt und umstritten. Möglicherweise spielen eingeklemmte Nerven an der Halswirbelsäule dabei eine Rolle. Der dritte und vierte Halswirbel steht über die Spinalnerven und die Meridiane mit den Ohren in Verbindung. Aber auch der erste Halswirbel – der Atlas –, der dritte Lendenwirbel (»Blasenwirbel«), der vierte Brustwirbel (»Gallenwirbel«) sowie der zehnte und elfte Brustwirbel (»Nierenwirbel«) können über die Meridiane am Tinnitus beteiligt sein. Durch die Erkenntnisse der Traditionellen Chinesischen Medizin – speziell der Akupunktur – kennt man ihre Zusammenhänge mit den Ohren.

Bei noch nicht lange anhaltenden Beschwerden kann die Dorn-Methode rascher zur Linderung der Beschwerden führen als bei bereits länger bestehenden Symptomen. Je länger der Tinnitus besteht, umso länger dauert die Behandlung beziehungsweise Selbstbehandlung, ehe sich ein Erfolg einstellen kann. Einen Versuch ist die Anwendung der Dorn-Methode bei Tinnitus in jedem Fall wert.

Wann Vorsicht geboten ist

Dieter Dorn appelliert bei der Anwendung der Dorn-Methode immer an die Eigenverantwortung der Therapeuten und Selbst-Anwender. Die Grenzen der Behandlungsmöglichkeiten steckt jeder und jede anders ab, je nach persönlicher Erfahrung. Dieter Dorn betrachtet die Einschätzung der Anwendungsmöglichkeiten seiner Methode immer auch als eine Frage der Reife der Anwender. Er selbst behandelt auch Patienten mit Bandscheibenvorfällen, würde aber nie generell dazu raten.

In keinem Fall darf jedoch Angst oder Unbehagen im Spiel sein. Sobald Sie selbst als Behandelte(r) oder als Therapeut sich Ihrer Sache nicht sicher sind, sollten Sie von der Anwendung Abstand nehmen. Diesen Rat gibt Dieter Dorn auch in seinen Seminaren. Denn einige Erkrankungen und Beschwerden – darunter auch Bandscheibenvorfälle – können gefährlich sein und mit noch schwerwiegenderen Verletzungen enden, wenn sie unsachgemäß und gefühllos behandelt werden.

In den folgenden Fällen sollte die Dorn-Methode nicht angewendet werden.

Nach Unfällen und frischen Verletzungen

In diesen Fällen sollte unbedingt und sehr rasch eine Röntgenaufnahme gemacht werden, um mögliche Verletzungen der Wirbel oder Gelenke aufzuspüren. Eine Behandlung mit der Dorn-Methode zum Beispiel bei angebrochenen Wirbeln kann fatale Folgen haben, die bis zur Querschnittlähmung reichen können, wenn dadurch die Rückenmarknerven verletzt werden. Sechs bis acht Wochen nach einem Unfall sind Knochenbrüche in der Regel verheilt. Dann ist eine Behandlung mit der Dorn-Methode meist wieder möglich.

Verletzungen des Gewebes – auch durch Operationen – setzen natürliche Grenzen für die Dorn-Behandlung. Solange die Wunde schmerzt und/oder entzündet ist, darf nicht behandelt werden.

Bei Wirbel- und Gelenkentzündungen

Wirbel- und Gelenkentzündungen (Arthritis) sind höchst schmerzhaft. Eine Behandlung mit der Dorn-Methode ist deshalb in diesen Fällen nicht zu empfehlen, weil die Patienten extrem druckempfindlich reagieren. Außerdem können sich Entzündungen durch die Behandlung noch verstärken. Erst wenn die Entzündung abgeklungen und eine mögliche Schwellung zurückgegangen ist, kann die Dorn-Methode angewendet werden. Erkennbar ist der richtige Zeitpunkt zum Beispiel daran, dass sich das entzündete Gelenk nicht mehr heiß anfühlt.

Bei Bandscheibenvorfällen

Von einem Bandscheibenvorfall spricht man, wenn eine Bandscheibe sich verschiebt, zum Teil zwischen den Wirbeln herausrutscht und dabei ihr gallertartiger Kern durch ihren Fasermantel gedrückt wird. Dadurch entstehen große Schmerzen, die meist sofort eine Behandlung im Krankenhaus erfordern. Eine Dorn-Behandlung darf bei zerstörten und entzündeten Bandscheiben nicht durchgeführt werden. Die Patienten sind meist nicht mehr in der Lage zu stehen. Allein dadurch wird die Behandlung in der

Regel unmöglich. Außerdem besteht die Gefahr einer Verletzung, die im Extremfall bis zur Querschnittlähmung führen kann, wenn das Rückenmark beschädigt wird.

Besteht hingegen nur eine Bandscheibenvorwölbung, kann die Dorn-Methode angewendet werden und deutlich zur Linderung der Beschwerden beitragen.

Bei Krebs-Metastasen in der Wirbelsäule

Grundsätzlich ist Krebs keine Kontraindikation für eine Dorn-Behandlung. Auch Krebspatienten mit Wirbelsäulenproblemen dürfen behandelt werden. Bestehen jedoch Metastasen, vor allem in den Knochen, können sich diese möglicherweise nach der Behandlung weiter im Körper ausbreiten – mit lebensgefährlichen Folgen für die Patienten.

Die Dorn-Methode kann Krebs nicht heilen, sondern lediglich manchmal helfen, die Beschwerden zu lindern. Inwieweit eine Behandlung sinnvoll ist, muss von Fall zu Fall und in Absprache mit den behandelnden Ärzten geklärt werden. Sind bereits Metastasen aufgetreten, ist jedoch davon abzuraten.

Bei Osteoporose

Bei Osteoporose werden die Knochen dünn und spröde, wodurch sie leichter brechen. Auch Wirbeleinbrüche sind möglich, wodurch Verkrümmungen der Wirbelsäule entstehen können. Bei Osteoporose scheiden sich die Geister, was eine Behandlung mit der Dorn-Methode betrifft. Manche Dorn-Therapeuten behandeln an Osteoporose leidende Menschen, darunter auch Dieter Dorn selbst, andere nicht.

Entscheidend ist in jedem Fall das Ausmaß der Erkrankung. Je geringer die Knochendichte, desto größer ist die Gefahr, dass es bei zu viel Druck auf die Wirbel und Gelenke zu Knochenbrüchen kommt. Dadurch sind in der Folge auch Verletzungen des Rückenmarks möglich. Zur Beurteilung des Schweregrades der Osteoporose sollte eine röntgenologische Untersuchung durchgeführt und ärztlicher Rat eingeholt werden. Bei leichten Osteoporose-Fällen setzt das Schmerzempfinden der Patientin oder des Patienten die natürliche Grenze. Auch leichter Schmerz sollte niemals ignoriert werden.

Bei Kortison-Dauertherapie

Kortison erhöht die Brüchigkeit der Knochen, wenn es über lange Zeit eingenommen wird. PatientInnen, die regelmäßig mit Kortison behandelt werden, sollten vor einer Anwendung der Dorn-Methode ärztlichen Rat einholen und den Dorn-Therapeuten oder die Dorn-Therapeutin auf ihre Kortison-Dauertherapie hinweisen. Entscheidungen über die Risikolosigkeit einer Dorn-Behandlung können in diesen Fällen nur individuell getroffen werden.

Bei schwangeren Frauen mit Lendenwirbel-problemen

Grundsätzlich ist Schwangerschaft kein Ausschlusskriterium für die Dorn-Therapie. Vorsicht ist jedoch beim dritten Lendenwirbel geboten, der über die Rückenmarknerven mit der Gebärmutter verbunden ist. Seine Mobilisation und Behandlung kann zu vorzeitigen Wehen führen. Kurz vor dem Geburtstermin sollten sämtliche Lendenwirbel und auch das Kreuzbein nicht mehr behandelt werden.

Einige Therapeuten verzichten bei schwangeren Frauen auch auf die Verwendung von elektrischen Massagegeräten und Lauftrainern, um einerseits unangenehme Schwingungen und andererseits das Risiko eines Sturzes zu vermeiden.

Bei bettlägerigen Menschen

Eine Voraussetzung für die Dorn-Behandlung ist, dass die Patienten selbstständig aufstehen, sich aufsetzen und ihre Gliedmaßen sowie den Kopf bewegen können. Sind sie dazu nicht in der Lage, sollte generell von einer Dorn-Behandlung abgesehen werden.

Die Mitwirkung der Patienten ist ein wesentlicher Bestandteil der Methode, sowohl bei der Fremdbehandlung als auch bei der Durchführung der Selbsthilfe-Übungen. Das Bewegen der einzelnen Körperteile, das für die Wirbelmobilisation notwendig ist, ist zwar manchmal auch durch die hilfreichen Hände von Dorn-Therapeuten möglich, aber nicht zu empfehlen.

Informationen und Adressen

Dieter Dorn
Illerstraße 13
D-87763 Lautrach
Tel.: 00 49/83 94/215

Günther Groß
Schulungs-Haus
Haslacher Straße 42
D-88279 Amtzell
Tel.: 00 49/75 20/92 31 95
Fax: 00 49/75 20/92 32 24

www.Schulungs-Haus-Dorn-Gross.de
Hier finden Sie Informationen über Kurse und Übungstage mit
Dieter Dorn und Günther Groß.

www.gesundheitstrends.de/gesundheitstrends/heilmethoden/dorn1.htm
Ein ausführlicher Artikel über die Dorn-Methode von Franz-Josef
Neffe.

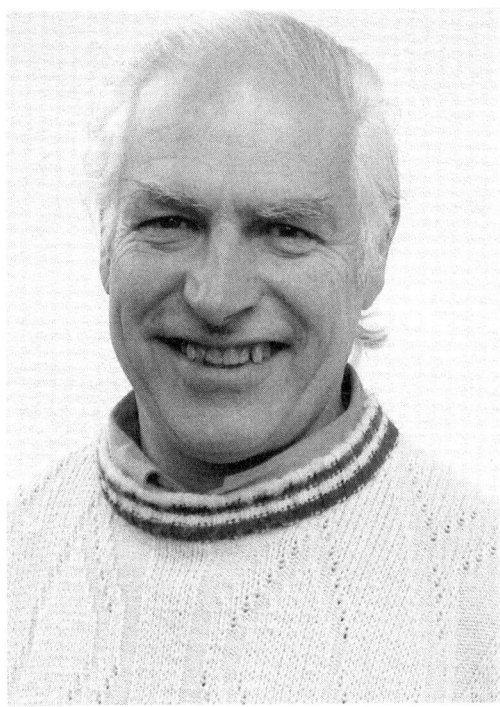

Empfehlenswerte Literatur

Bach, Marlis/Bach, Kurt: *Bausteine für Gesundheit und Vitalität*, Eigenverlag, Fernitz, 2001

Cerney, J. V.: *Akupunktur ohne Nadeln*, Bauer, Feiburg, 1975

Dethlefsen, Thorwald/Dahlke, Rüdiger: *Krankheit als Weg*, Goldmann, München, 2000

Dahlke, Rüdiger: *Krankheit als Sprache der Seele*, Goldmann, München, 1997

Dahlke, Rüdiger: *Krankheit als Symbol. Handbuch der Psychosomatik*, Bertelsmann, München, 2000

Flemming, Gerda: *Die Methode Dorn. Eine sanfte Wirbel- und Gelenktherapie*, Aurum, Braunschweig, 2001

Godau, Angelika: *Wenn Wirbel aus dem Lot geraten. Die krankmachenden Auswirkungen von Wirbelblockaden und ihre Behandlung mit der Methode Dorn*, Aurum, Braunschweig, 2001

Neffe, Franz-Josef: *Sanfte Hilfe für den Rücken durch ein neues Daumendrücken. DORN-Therapie – Hilfe und Selbsthilfe für alle*, Neffe Verlag für Könnenschaft, Pfaffenhofen a. d. Roth, 2000

Nowak, Angela/Tröstl, Susanne: *Das I feel good-Geheimnis*, Orac, Wien/München/Zürich, 1999

Register